U0396912

广西（东盟）

航空医学救援培训手册

GUANGXI（DONGMENG）HANGKONG YIXUE JIUYUAN PEIXUN SHOUCE

罗杰峰　张剑锋　徐广保　主编

广西科学技术出版社

图书在版编目（CIP）数据

广西（东盟）航空医学救援培训手册 / 罗杰峰，张剑锋，徐广保主编. —南宁：广西科学技术出版社，2020.10（2024.1重印）

ISBN 978-7-5551-1415-4

Ⅰ. ①广… Ⅱ. ①罗… ②张… ③徐… Ⅲ. ①航空航天医学—救护—手册 Ⅳ. ①R851.7-62

中国版本图书馆 CIP 数据核字（2020）第 184700 号

广西（东盟）航空医学救援培训手册
GUANGXI（DONGMENG）HANGKONG YIXUE JIUYUAN PEIXUN SHOUCE
罗杰峰 张剑锋 徐广保 主编

策划/组稿：李 姝	责任校对：夏晓雯
责任编辑：黎 坚	责任印制：韦文印
装帧设计：韦宇星	

出 版 人：卢培钊	出版发行：广西科学技术出版社
社　　址：广西南宁市东葛路 66 号	邮政编码：530023
网　　址：http://www.gxkjs.com	
印　　刷：北京虎彩文化传播有限公司	

开　　本：787 mm×1092 mm　1/16	
字　　数：208 千字	印　　张：12.25
版　　次：2020 年 10 月第 1 版	印　　次：2024 年 1 月第 2 次印刷
书　　号：ISBN 978-7-5551-1415-4	
定　　价：78.00 元	

版权所有　侵权必究

质量服务承诺：如发现缺页、错页、倒装等印装质量问题，可直接与本社调换。

联系电话：0771－5851474

《广西（东盟）航空医学救援培训手册》编委会

主　编　罗杰峰　张剑锋　徐广保

副主编　赵会民　曾　光　郑晓文　吴兴华

编　委　（排名不分先后）

周冬娜　邓红菊　廖晓霞　李政钊　凌志安　凌　云

林　莉　袁张莉　冯基花　王　玲　廖莹莹　廖意芬

秦　科　卢俊宇　黄国日　邓　丽　韦巧珍　黄宗金

Melvin Tay（新加坡）　　LY SEEREIPANHA（柬埔寨）

LE VAN AN（越南）　　Doungporn SEEJORN（泰国）

近年来，受我国出台的促进通用航空产业发展和航空医学救援一系列政策利好的驱动，全国各地的航空医学救援事业蓬勃发展。直升机救护在发达国家尽管已经非常普遍，但由于国情差异，我国不能照搬国际经验，国内至今仍缺乏航空医学救援行业的准入标准、资质要求和技术规范。

2019 年 3 月，广西壮族自治区航空医学救援培训基地在广西医科大学第二附属医院挂牌。随后该基地抽调航空医学救援专家和骨干队员成立《广西（东盟）航空医学救援培训手册》编写组，通过查阅国外的相关资料，加强与国内外同行的学术交流，总结前期工作经验，开展教材的编写和培训工作。

本教材共十三章四十三节，内容涵盖直升机救护概述，直升机医学救援医护人员的选拔与培训，直升机救护基本技术、设施和设备、基本流程，创伤和非创伤重症救护要点，儿科和孕产妇等特殊患者的救护要点，体外膜肺氧合（ECMO）直升机转运注意事项，灾害救援中直升机救护的应用等。本教材主要面向直升机救援人员的培训，也可以作为直升机救护潜在用户如转院服务管理者、卫生应急管理者等人士的参考书。

由于国内直升机救护行业标准尚未建立，缺乏经验的积累，再加上编委会能力有限和时间仓促，本教材的编写可能存在不当或错漏之处，请同行批评指正，以便改进，共同促进广西航空医学救援事业的发展。

编委会

2019 年 8 月 28 日

The Second Affiliated Hospital Of Guangxi Medical University

目录

第一章 直升机救护概述

直升机救护泛指直升机院间转运、直升机现场救护，以及直升机在灾难救援中的应用等。我国军用直升机在战地救援和地震灾害救援中已经积累了一定的经验，但直升机在民用救护方面还缺乏经验。由于国产直升机研发技术不够完善，我国的直升机救护服务才刚刚起步，在运作模式、市场准入标准、技术规范、流程标准等方面都不成熟。随着全国各地航空医学救援事业的蓬勃发展，我国的直升机救护工作将不断完善，航空医学救援事业将迎来划时代的大发展。

第一节 航空医学救援发展概况

航空医学救援在战争中发展，后被应用于灾害救援、伤病员急救和医疗转运。近二三十年来，发达国家逐步建成高度发达的航空医学救援体系，而我国航空工业基础较为薄弱，航空医学救援体系建设相对滞后。近年来，受国家多项有关促进通用航空产业发展和航空医学救援的有利政策驱动，我国直升机救护事业进入快速发展时期。

一、国际航空医学救援发展简史

航空医学救援（Air Medical Rescue，AMR）泛指借助航空器进行搜索、营救、救护、向后方输送（以下简称"后送"）等。据说最早可以追溯到 1870 年，在普法战争中，法国 160 名伤兵乘坐观测气球撤出巴黎。但有学者认为，那些士兵没有受伤，不能算是航空医学救援的开始。

1903 年，莱特兄弟发明了世界上第一架飞机。在第一次世界大战期间，法国开始使用航空服务部队撤离伤员。随后，美国、澳大利亚等国家也开始训练飞行员执行伤员撤离任务，并投入实践应用。第二次世界大战期间，航空医学救援开始大规模应用于伤员后撤行动中。

1939 年 9 月 14 日，世界上第一架实用型直升机 VS-300 诞生。在朝鲜战争和越南战争中，直升机开始成为战地救援后送的主要工具。据统计，越南战争中有超过 100 万名伤员经由直升机后送。在阿富汗战争、海湾战争、利比亚战争中，世界闻名的"黑

1

鹰"救护直升机等多种直升机得到广泛使用。

20世纪70年代，美国的军用直升机开始提供民用救护服务。随后德国、瑞士、英国、加拿大、澳大利亚、日本等发达国家在20世纪末逐步建成包括固定翼飞机和直升机在内的航空医学救援体系。

二、直升机救援是航空医学救援体系的重要组成部分

现代航空医学救援体系是社会经济高度发展的必然产物，是反映国家医疗卫生应急保障水平的标志之一。航空医学救援力量主要由管理组织、救援队伍、航空器（包括固定翼飞机、直升机、无人机等）组成。

由于直升机具有造价较低、改装简单、使用方便、覆盖范围广等优势，所以在空中搜索、营救、救护、转运任务中得到广泛使用。据统计，目前全世界约有4500架救护型直升机，在航空医学救援体系中占有重要地位。

美国是航空医学救援体系较为完善的国家之一，直升机救援体系发达。目前，美国拥有200多个可提供民用直升机救护服务的服务商，再加上警察和部队等公共服务部门，可动用的救护直升机有1000多架，每年执行救护飞行任务约55万次，其中1/3为现场急救，2/3为院间转运。

德国全境有几十个直升机救护基地，主要由ADAC（全德汽车俱乐部）和DFR（德国空中救护中心）运营，政府机构也有少量直升机。基地服务范围约50 km，约15 min能够到达现场，每年转送患者约2万人次。

瑞士依托REGA（瑞士空中救援组织）提供世界领先的24 h×7 d空中救援服务，15 min内到达境内绝大部分地区，每年执行空中救援任务1万次以上。REGA拥有20多架直升机，其中搜救直升机配备先进的搜救设备，救护直升机配备先进的医疗设备。直升机救护范围覆盖瑞士全境，而且山地救援水平非常高，有的甚至能够用于营救被困的牲畜。

三、我国航空医学救援快速发展

由于我国航空工业基础相对薄弱，导致航空医学救援发展缓慢。国内成规模运用于军队的航空医疗转运是在对越自卫反击战期间，而大规模运用于民用的航空医学救援是在四川汶川地震等重大灾害救援期间。

据统计，四川汶川地震后，我国出动直升机共3380架次，转运伤员2286名，积

累了一定的直升机救援经验。地震后第 10 天开始的 2 周内，征用民航客机 99 架次，转运伤员 3382 名，主要是骨科伤员。四川汶川地震空中医疗转运是我国迄今为止规模最大的空中医疗转运，占全部外送伤员的 1/3，为有效减轻当地医疗救护压力发挥了巨大作用。

我国直升机研发起步较晚，国内航空医学救援体系，特别是民用直升机救护体系建设刚刚起步。

据不完全统计，目前我国有 15 家民营公司进入直升机救护市场，共引进国际中小型专用救护型直升机 100 余架，其中配备有固定医护人员的约占 1/3。北京、武汉、西安、杭州、广州等地开始探索和积累直升机救护经验。

2017 年 9 月 28 日，广西横县一名重症创伤患者被上海金汇通用航空股份有限公司的救援直升机 AW119 转运到广西医科大学第二附属医院，开启了广西直升机救护服务的新时代。两年多来，广西医科大学第二附属医院共执行直升机救护任务 20 次，包括救护低体重早产儿、高龄患者、休克重症患者、严重创伤患者等共 19 人，拥有救护型专用直升机 2 架，建成医用直升机停机坪 4 块，航线遍布广西 14 个市。广西航空医学救援联盟成员已有 88 家，初步积累了直升机救护经验，广西航空医学救援体系正在逐步构建。

第二节　常用直升机介绍

一、直升机简介

直升机（helicopter），是指依靠发动机驱动旋翼产生升力和纵横向拉力及操纵力矩，能垂直起降的航空器。直升机包括单旋翼直升机和双旋翼直升机，以单旋翼直升机为常见。一般巡航速度在 200 ～ 300 km/h，航程可达 500 ～ 600 km。按照救护能力，直升机可分为专用型救护直升机和通用型救护直升机。

专用型救护直升机，是指对乘用空间等实施专门改造，加装搜索、营救、医疗救护等装备的直升机，以中小型双发直升机为主。一般安装有固定的担架床 1 ～ 3 张，以及配备有生命监护仪器、呼吸机、除颤仪、氧气瓶、注射泵、吸引器等生命监护与生命支持设备，甚至还有新生婴儿暖箱、制氧设备等医用设备。专用型救护直升机救护能力强，堪称"空中救护车"。为强化搜救功能，部分专用型救护直升机还加装雷达、机用探照灯、绞车、水上担架、海事卫星电话等专用设备，进一步提升了专用型救护直升机的综合救援能力，使其可以在多种复杂条件下对遇险人员实施搜索、营救、紧急治疗、监护后送等任务。如 AW119、EC135、S-76、AW139、UH-60Q、BK117 等机型。

通用型救护直升机，指对直升机乘用舱座椅等进行简单拆移，临时改装成担架、固定装置和吊挂带等只有简易卫生设施的直升机，以大中型直升机为主，如米-8、米-17、美洲豹、AC313 等。通用型救护直升机大多不具备重症救护能力，常用于救援人员及物资投送，如可用于轻伤员转运和受灾群众撤离。近年来，一些国家研制了成套的医用装备，如制式救治担架，再绑定监护设备、呼吸机，以及输液设备等，称为航空救护单元，需要时可以快速搭载在直升机上，大大提升了通用型直升机的救护能力。

二、常用救援直升机

（一）轻型直升机，最大起飞重量为 2～4 吨

（1）AW119 型直升机，是由意大利阿古斯特·维斯特兰公司研发的轻型单发多用途直升机，这种机型在欧洲广泛使用。该机专用救护型装配担架 1 副，医护 2 人，配备生命监护和支持设备，是我国现阶段引进最多和使用最广的轻型救护直升机。

（2）EC130 型直升机，是欧洲直升机公司（现为空客直升机公司）在 AS350 B3 "松鼠" 的基础上派生而来的新型直升机，为轻型单发直升机，载客 4 位。该机专用救护型装配担架 1 副，医护 2 人，配备生命监护和支持设备，该机型在欧洲比较常见，我国部分地区已经引进使用。

（3）贝尔 407 型直升机，是由美国达信集团贝尔加拿大直升机公司生产的轻型单发多用途直升机，在世界各地广泛使用。该机专用救护型装配担架 1 副，医护 2 人，配备生命监护和支持设备，使用范围遍布几十个国家和地区，但在我国救援行动中很少见到。

（4）EC135 型直升机，是由欧洲直升机公司研发的轻型双发 7 座多功能直升机，担架可以从后门推入机舱，是世界范围内救护直升机的重要机型之一，被称为 "空中救护车"。据了解，该机在全球内已交付使用 1000 架以上，在我国的北京、沈阳等地已有使用。2017 年，该公司在我国青岛合资建立了欧洲之外第一条 EC135 直升机总装生产线。EC135 升级为 H135。

（5）UH-72A 直升机，该机生产线位于美国密西西比州哥伦布市，是轻型双发直升机，载客 6 位，相比原型机 EC145 具有更高海拔及高温适应性，续航时间更长。该机救护型配备担架 2 副，医护 2 人，配备医疗救护设备，为美国陆军的最新装备。

（6）AS-365N 型直升机，代号"海豚Ⅱ"，是由法国生产的轻型双发直升机，4 吨级，载客 8 位。该机专用救护型最多可以安置 4 副担架和 1 个座位，在欧洲各国及中国、美国都有使用。后由我国直升机生产企业引进该机型的生产专利，研制生产双发轻型多用途直升机直-9，救护型为直-9S，具备搜索和救护功能，已在我国海军使用。直-9S 最新改进型为 H425，救援型配备有救生设备（如救生筏、救生衣）、医疗救护设备、电动绞车、外部吊挂、搜索灯、警报装置等，目前是我国技术最先进的国产直升机，民用市场前景广阔。

（二）中型直升机，最大起飞重量为 4 ～ 10 吨

（1）S-76 型直升机，是由美国西科斯基公司生产的中型双发直升机，载客 12 位，为民用运输直升机，该机救援型可以安置担架 3 副和 2 个以上的座位，配备搜索、救援、救护装备。我国交通部海上救助飞行队引进多架 S-76 型直升机，该机型可靠性高，主要用于执行近海搜救任务。

（2）AW139 型直升机，是由意大利阿古斯特·维斯特兰公司生产的中型双发直升机，载客 12 位。该机专用救护型配备 3 副担架和 4 个座位，具备紧急医疗救护和水面搜索功能，是我国目前已投入医学救援实践的主要机型。

（3）AS330 型直升机，代号"美洲豹"，是法国航宇工业公司研发的较早机型，是军民两用的中型双发直升机，载客 18 位。后发展为 AS332，代号"超级美洲豹"，机舱容量增大，动力更强，该机救护型可以安置 8 副担架和 8 个座位。目前，AS330 型和 AS332 型直升机在几十个国家广泛使用，我国有少量军用。

（4）UH-60Q 型直升机，是由美国西科斯基飞机公司研发的"黑鹰"系列 10 吨级多用途运输机，为中型双发直升机，该机专用救护型配备 6 副担架和 3 ～ 6 名医护人员，搜救和应急医疗设备齐全，甚至包括婴儿暖箱、制氧设备等。该机是世界民用直升机市场最为先进的救护直升机之一。

（5）S-92 型直升机，是由美国西科斯基公司等联合研发的双发 10 吨级军民通用型多用途直升机。该机型取得适航证后，在美国、英国、日本等多个国家投入使用，在某些国家也被改装成总统专机。我国多家通用航空公司也引进该机，主要用于海上搜救和后送。

（6）CH-46 型直升机，代号"海骑士"，是由美国波音公司制造的 10 吨级运输直升机，该机具有纵列双螺旋桨，专用救护型可以运送 15 名卧位伤病员或 25 名坐位

伤病员。

（7）直-8型直升机，是我国以法国SA-321"超黄蜂"直升机为蓝本开发的一种10吨级中型多用途直升机，该机搜救型安装了液压绞车、吊篮、救生筏等搜索设备，最多可以安置15副担架，能够在昼夜复杂的气象条件下完成陆地、山区、海上搜救任务。AC313是直-8型直升机的民用型，即直-8F100型，该机型整体技术更先进，适合在海洋气候条件，以及其他各种复杂和恶劣的环境下使用。

（三）大型直升机，最大起飞重量为10～20吨

（1）EC225直升机，是由欧洲直升机公司生产的大型双发直升机，载客19～24位，该机专用救护型可以安置6副担架，4名医护人员，以及医疗单元和监护单元，并配备搜救型带吊车等专用设备，带吊车有8个座椅和3副担架。目前，我国海上救助飞行队已经引进使用。

（2）米-171型直升机，是由俄罗斯米里设计局设计，俄罗斯乌兰航空生产联合公司生产的大型双发直升机，性能比米-8T和米-17型有显著提高。专用救护型可安置12副担架或可坐24名伤病员和2名医护人员。我国军队和民用市场均有引进，未来可能在国内组装。

（3）CH-53运输直升机，代号"海上种马"，是由美国西科斯基公司研制的最大起飞重量为19吨的军民两用型直升机，该机专用救护型最多可安置24副担架及4名医护人员。其主要特点是可以在军舰起降，目前该机型在美国、德国、以色列等国家使用。

第三节　直升机救护的优势、局限性及存在的问题

直升机救护不受地面交通限制，转运速度快，相比地面救护有独特优势，但也受到气象、地面接驳等因素制约，在选择转运方式时要全面衡量。直升机救护在我国刚刚兴起，亟须完善救援网络，健全相关协作机制和临床指南。

一、直升机救护的优势

（一）拓展了医学救援的适用范围

因为直升机对起降场要求低，还能通过悬停、吊运的方式实施救援，所以特别适用于高原、山地、丛林、荒漠、岛屿、水面，以及城市楼顶等诸多地面救护受限的特殊情况。

（二）拥有更高的效率

直升机巡航速度为 200 ～ 300 km/h，准备时间为 5 ～ 15 min，特别合适地面转运时间超过 0.5 ～ 1 h，且伤员本身又有紧迫要求的情况。

（三）更加安全

在世界范围内，救护型直升机配备经过专业训练的医护人员和强大的医疗救护设备，被称为空中 ICU（重症加强护理病房）。直升机救护一般代表了当地最高急救转运水平。

二、直升机救护的局限性

（一）受飞行安全因素影响

尽管目前主流救护型直升机采用双发引擎，但直升机飞行仍然受到气象、地面障碍物、机械故障等多种危险因素影响，飞行安全事故的风险始终存在。

（二）航空管制

目前，我国放宽低空空域管制，对直升机救护的发展有巨大的促进作用。但在军事演习等特殊情况下，直升机飞行仍然会受到区域性限制。

（三）医疗转运制约

虽然救护型直升机被称为空中 ICU，但有限的空间使直升机配备的医疗设施和设备缺少备份，无法进行复杂的救治操作，特别是在途中病情突然变化的情况下，及时进行复杂的救治操作非常困难。

（四）对地区急救医疗服务体系依赖

据统计，在发达国家航空医疗转运约占全部医疗转运的 3%，是地面医疗转运的重要补充。我国现阶段航空医学救援体系刚刚起步，建有永久停机坪的医院非常少，大多数情况下需要地面救护车接驳，这大大削弱了直升机救护的优势，有时甚至会增加转运风险。

三、当前我国直升机救护存在的问题

（一）直升机救护缺乏行业标准

受我国相关政策的驱动，国内一批通用航空公司纷纷进军航空医学救援领域，但航空公司的资质、实力与医疗机构的协作能力、市场开拓能力、抗风险能力差异巨大，国内亟须建立行业准入标准。现阶段，已涉足航空医学救援的企业没有专职医护人员，全部采用与医疗机构协作的市场运作模式，因此航空医学救援过程缺乏监管，为行业的健康发展埋下隐患。

（二）直升机救护人才严重匮乏

现阶段，我国没有建立起直升机救护人才培养体系，从业人员大多来自当地医疗机构，只有少部分人员曾前往国外访学或参加短期培训，绝大部分人员没有经过系统的航空医学救援培训。直升机救护人才的严重匮乏使航空医疗救援存在安全隐患和法律风险。

（三）直升机救护缺乏技术规范和标准的工作流程

虽然很多发达国家至今没有全国性的直升机救护技术规范和标准的工作流程，但行业协会或社会团体有明确的适应证规定、流程规定和实用的医疗文件。这方面，我国还处在探索阶段，亟须健全直升机救护的相关规范和标准。

（四）直升机救护的网络建设和发展严重不足

每一架直升机服务半径大约 200 km，区域内常常需要若干直升机救护基地，因此必须寻找便于合作的医疗机构及合理规划直升机停机坪的建设数量和地点、临时起降场的预设地点，同时做好地面接驳和培训等工作，只有形成直升机救护网络，才能发挥直升机转运和现场救援的优势。

第四节　直升机救护的特殊医学问题

航空医疗救援以卫生管理学、急救医学及相关专科医学为基础。因为直升机内部空间有限，且飞行过程中易受海拔高度、大气变化，以及飞行本身等多种因素影响，所以航空医疗救援需面临低气压，缺氧，温度、湿度的变化，加速度，噪声，振动与颠簸，以及空间狭小、心理应激等造成的特殊医学问题。

一、低气压

大气压随海拔升高而降低，以海平面为基准，高度达到 3000 m 时气压下降 25%，高度达到 5500 m 时气压下降 50%，而高度达到 10000 m 时气压仅有 25%。在非密闭和无增压设备的直升机中，大气压的改变会对伤病员和部分医疗设备产生影响，主要有以下 4 个方面。

（1）空腔脏器，如胃肠道、肺、中耳腔及鼻窦内含有的气体随气压产生变化，体积膨胀可能导致胃肠胀气，溃疡出血，腹部伤口开裂，肺大泡破裂出血，胸腔积气，压力性耳痛、头痛等多种不利情况，甚至可能导致更严重的后果。此外，创伤性颅内积气膨胀可能诱发或加重脑疝，危及生命；实施气管置管或血管介入治疗的气囊可能由于过度膨胀对周围组织产生更大压力。

（2）人体血液和组织液中溶解有一定量的气体，当大气压降低到一定程度时，这些溶解气体可能会离析出来，在血管的内、外形成气泡，导致气体栓塞和局部压迫，临床成为高空减压病。高空减压病轻症者可以通过休息恢复，较重症者需高压氧治疗，严重者可能休克乃至死亡。高空减压病多数在 8000 m 以上发生，也有一些在 5600 m 左右发病，甚至 3000 m 以下发病的也有报道。

（3）人体某些固有腔道，如咽鼓管、鼻窦引流腔道等患病或功能不良时，在外界气压变化的情况下，可能诱发炎症或感染。另外，创伤导致的脑脊液耳鼻漏在外界气压下降时可能逆流，颅内感染可能性大大增加。

（4）气压下降时，普通医用氧气瓶的阀门将承受更大压力，出现安全风险，因此救援直升机应配备航空医疗专用的氧气瓶。呼吸机的参数调定，也应该考虑气压变化的影响。

二、缺氧

海拔越高，大气压越低，氧分压随之下降。从海平面到 1200 m 高度，人有足够的代偿能力，不会有缺氧症状。在海拔 1200～5000 m 高度时，人体代偿能力逐步被耗竭，民航客机一般会在 3000～4000 m 高度时开始舱内增压。在 5000～7000 m 高度时，人体将出现明显的器官功能不全症状，有的甚至会丧失意识或死亡。大多数航空医疗救援的服务对象为伤病员，如果呼吸和循环功能受到损害，人体机能已有不同程度的丧失，此时应该充分考虑缺氧因素，采取必要措施。

三、温度、湿度的变化

大多数直升机采用非密闭舱，外界温度和湿度的变化可能对某些伤病员产生不利影响。比如南方气候潮热，随着直升机升空，温度和湿度随之下降，气管切开的伤病员的气道黏膜和黏液变稠，痰液排出困难，可能引起气道阻塞。大面积烧伤者，体液丧失可能明显增加，更易诱发或加重休克。眼部外伤者，角膜更加干燥，损伤加重。

四、加速度

直升机在起飞、巡航、降落过程中，不可避免地产生加速度，加速度对人体器官产生牵拉和剪力，易诱发人体功能障碍。比较常见的是晕动症。一般认为晕动症是前庭功能失常的一种症状，表现为面色苍白、出汗、恶心、流涎、呕吐等。由于加速度的影响，昏迷者可能出现窒息，休克者可能加重病情。

五、噪声、振动与颠簸

在巡航时，民航客机座舱的噪声一般在 70 dB 以上，运输机和直升机一般在 100 dB 以上。噪声会使人的听觉功能减低甚至受损害，可能导致中枢神经功能障碍，出现头晕、头痛等症状，还可引起循环系统功能障碍，出现血压升高、心率加快等症状。直升机飞行过程中的振动，可能会诱发人体脏器产生共振，对视觉、发音等产生不利影响。颠簸可能导致伤病员约束装置松动和医疗管道、导线松脱，产生意外风险。

六、空间狭小

因受直升机内部空间的制约，伤病员和医护人员的活动空间非常有限，加上医疗救护设备缺乏备份和急救药物储备有限，不适合进行复杂的抢救，而且长时间处于狭小封闭的空间，会造成医护人员和伤病员产生焦虑和烦躁的情绪，更易疲劳。

七、心理应激

航空医学救援的医护人员和机组人员如果受到环境、职业、生活等多种压力，可能会产生以下心理障碍。

（1）焦虑障碍。常见的是来源于突发事件或对任务的不确定性，可导致注意力下降，无法专注手头工作，严重者可能出现恐慌、颤抖、胸闷的症状，严重影响救援工作。

（2）适应障碍。机组人员和救援医护人员长期焦虑，有可能导致执行障碍，主要特征包括工作状态不佳，注意力不集中，易疲劳、失眠，以及人际关系改变等。

（3）冲动控制障碍。主要特征是容易冲动，表现出不理智的言行，无法妥善处置突发情况或复杂情况。

（4）情绪障碍。主要特征是无法保持平和的心态，容易出现持续情绪低落或情绪高涨的情况。

（5）滥用药物。心理压力释放不当，可能会导致滥用药物的结果，如使用催眠药、镇静剂、麻醉剂等，长此以往有可能产生更严重的心理问题。

（6）自杀倾向。长期承受过重的心理压力，可能出现痛苦、绝望、失控等心理状态，甚至导致自杀，这种情况在职业飞行员中多有发生。

八、电磁的辐射和干扰

直升机结构复杂，发动机、雷达、通信设备等都会产生各种频率的电磁波，机载医疗设备如监护仪、呼吸机、除颤仪等也会产生电磁波，电磁干扰可能会影响飞行安全和医疗安全。临时执行救援任务的通用直升机需要充分考虑电磁兼容问题。也有学者提出，长时间受到高空飞行产生的电磁辐射影响可能会对骨髓、睾丸、角膜等产生一定损害，但航空医学救援一般持续时间较短，这方面尚缺乏相关的数据支持。

九、生物钟紊乱

长距离或跨时区飞行，可能导致人体生物钟昼夜节律失调，对伤病员的自主神经功能、生理和心理功能造成一定影响，有时需要医疗干预。同时，生物钟紊乱也会对医护人员的智力、注意力、工作效率造成不利影响。

第五节　直升机救护的适用范围

直升机救护分为现场救护和院间转运，是地面和水面救护转运手段的重要补充。虽然不同地域或组织所依据的基本适用原则大致相同，但具体操作差异巨大，本节主要介绍直升机救护适用的基本原则及美国直升机转运分检指南、上海金汇通用航空股份有限公司救援推荐标准。

一、直升机救护适用的基本原则

（1）对时间依赖性强。到达医疗机构耗时将对治疗结果产生重要影响的疾病，比如严重创伤、心脑血管急症、高危孕产妇、儿科重症等，应该首先考虑使用直升机救护转运。

（2）如果直升机救护能够比其他救护方式节约时间，应考虑使用直升机救护。同时，需要结合区域急救服务网络的实际情况来决定。按照国际惯例，一般认为转运距离为 24 ～ 161 km 的应选择直升机救护转运。考虑广西救援直升机的分布情况，推荐 20 ～ 200 km 较为合适。在某些特殊情况下，如山地救援、海上石油平台救援、水面船舶救援，以及高速路因交通事故造成拥堵等导致地面救援受阻，应考虑选择直升机救护。

（3）如果直升机救护转运能够扭转患者的危机，应考虑直升机救护。同时，需要考虑患者的转运需求和转运医护人员的医学水平。比如院间危重患者转运，需配备精通呼吸循环管理的医护人员，又如院前急救后心肺复苏成功的患者需要转运到医院，直升机上应该配备心肺复苏仪器以备飞行途中使用。

（4）天气情况良好。天气情况对直升机的飞行安全有重大影响，任何时候均应以飞行人员的评估意见为第一原则。必要时，应终止飞行，改用其他接驳手段。

（5）考虑经济成本。直升机救护费用较高，应事先向患者及其家属说明，避免产生经济纠纷。

（6）考虑患者是否有直升机救护的禁忌证。直升机救护无绝对禁忌证，但一般非急性的终末期病患或拒绝深切急救者不应考虑直升机救护。

二、美国创伤与非创伤重症直升机救护转运分检指南及直升机救护禁忌证

（一）创伤直升机重症救护转运分检指南

大量临床研究表明，严重创伤直升机救护转运相比地面救护车转运病死率减低，特别是 ISS 评分（创伤严重程度评分）在 16～45 分的伤员能够明显获益，主要原因与直升机转运耗时较少和医护人员提供的技术干预有关。

美国院前急救航空转运标准是基于美国疾病控制与预防中心（CDC）公布的创伤分类指南实施的，凡符合转运创伤中心的创伤，根据美国院前急救航空转运的基本原则，都是航空转运的适应证，主要包括：

（1）机动车或行人以超过 16 km/h 的速度碰撞。

（2）同一辆车上另一名乘客死亡。

（3）跌落高度超过 5 m。

（4）车祸中人从车上弹出。

（5）摩托车手以大于 32 km/h 的速度从车上摔下来。

（6）脱困时间＞ 20 min。

（7）头部、颈部、胸部、腹部或骨盆的急性穿透性损伤。

（8）创伤评分（TS）12 分以下。

（9）修订后的创伤评分≤ 10 分。

（10）格拉斯哥昏迷评分（GCS）＜ 8 分。

（11）气管插管患者。

（12）初级复苏后收缩压（SBP）＜ 90 mmHg。

（13）儿童多发性创伤。

美国院间航空转送标准由美国外科医师协会（ACS）制定，是该协会充分考虑了

伤情严重程度与美国创伤分级救治体系的需求而制定的转送标准。美国院间转运标准见表1-1。

表1-1　美国院间转运标准

类别	适应证
中枢神经创伤	①穿透伤或颅骨凹陷骨折 ②开放性损伤伴或不伴脑脊液漏 ③GCS＜13分或持续加重 ④神经麻痹 ⑤颈椎损伤
胸部创伤	①纵隔增宽 ②严重胸壁损伤 ③心脏损伤 ④需要人工通气
骨盆创伤	①不稳定性骨盆骨折 ②骨盆环破裂伴休克和持续出血 ③出血 ④开放性骨盆损伤
多系统创伤	①头面伤 ②头胸伤 ③头部、腹部或骨盆损伤 ④烧伤合并其他伤 ⑤多发骨折
高能影响因素	①车祸或行人受伤＞40 km/h ②车辆前部向后位移＞0.5 m ③汽车乘员弹出或翻车 ④同一辆车的乘客死亡
继发损害	①需要持续输液 ②需要机械通气 ③脓毒症 ④单个或多个系统衰竭 ⑤严重组织坏死
基础病	①年龄小于5岁或大于55岁 ②呼吸循环系统疾病或代谢疾病

（二）非创伤直升机重症救护转运分检指南

1. 美国成人非创伤重症航空转运分检指南

（1）气管插管患者。

（2）需要 100% 氧气，持续气道正压通气（CPAP）或呼气末正压通气（PEEP）患者。

（3）地面运输时间可能超过 1 h 的患者。

（4）心脏病需要紧急干预（如溶栓、血管成形术）的患者。

（5）需要临时起搏器的患者。

（6）心脏停搏后 48 h 内的患者。

（7）需要积极利尿的脑水肿或充血性心力衰竭（CHF）的患者。

（8）需要积极治疗的低体温患者。

（9）GCS < 8 分的患者。

（10）留置动脉压传感器、SW 导管或颅内压力监测器患者。

（11）减压病患者。

（12）疑似急性主动脉瘤患者。

（13）主动脉内球囊反搏（IABP）患者。

（14）收缩压（SBP）< 90 mmHg，组织灌注减少；收缩压（SBP）> 200 mmHg 伴器官功能障碍的患者。

（15）动脉血气分析 pH < 7.20，且治疗无好转的患者。

（16）需要血管活性药物维持才能维持血压的患者。

（17）需要紧急挽救重要气管功能的患者。

（18）当地无法提供紧急心胸、血管或神经外科手术的患者。

2. 美国儿科非创伤性重症航空转运分检指南

（1）急性心律失常或心力衰竭患儿。

（2）急性肾衰竭患儿。

（3）需要中心静脉置管复苏患儿。

（4）需要积极利尿治疗的脑水肿或充血性心力衰竭（CHF）患儿。

（5）复杂药物过量或中毒患儿。

（6）地面转送时间可能超过 1 h 的患儿。

（7）新生儿收缩压（SBP）< 60 mmHg；1 岁幼儿收缩压（SBP）< 65 mmHg；1 ～ 5 岁儿童收缩压（SBP）< 70 mmHg；5 ～ 20 岁人群收缩压（SBP）< 80 mmHg。

（8）需要血管活性药物维持足够的收缩压的患儿。

（9）呼吸频率每分钟 < 10 次或呼吸频率每分钟 > 60 次的患儿。

（10）动脉血气分析 pH < 7.20 的患儿。

（11）气管插管患儿。

（12）需要 100％氧气、持续气道正压通气（CPAP）或呼气末正压通气（PEEP）患儿。

（13）瑞氏综合征患儿。

（14）脑膜炎患儿。

（15）溺水濒临死亡的患儿。

（16）持续癫痫的患儿。

（17）GCS < 8 分的患儿。

（18）需要积极治疗的低温症患儿。

（19）需要心胸外科、神经外科或儿科外科紧急治疗的患儿。

3. 新生儿非创伤航空转运分检指南

（1）需要机械通气、持续气道正压通气（CPAP）或呼气末正压通气（PEEP）的新生儿。

（2）妊娠 < 30 周的新生儿。

（3）体重 < 1200 g 的新生儿。

（4）需要 60％ 以上浓度供氧的新生儿。

（5）气胸需要置管排气的新生儿。

（6）地面转运时间可能超过 1 h 的新生儿。

（7）24 h 内曾有心脏或呼吸骤停的新生儿。

（8）体温不稳定的新生儿。

（9）需要血管活性药物或反复容量复苏才能维持血压的新生儿。

（10）有活动性癫痫、充血性心力衰竭（CHF）或弥散性血管内凝血的新生儿。

（11）有先天性心脏病、坏死性肠炎、膈疝、腹壁缺损、肠套叠、肠扭转等外科急症的新生儿。

（三）美国直升机救护禁忌证

（1）非急性的终末期患者。

（2）不同意复苏的患者。

（3）濒死状态无法现场重建循环的患者。

三、上海金汇通用航空股份有限公司救援直升机院前救治及院间转运服务条件

上海金汇通用航空股份有限公司救援直升机院前救治条件见表1-2。上海金汇通用航空股份有限公司救援直升机院间转运服务条件见表1-3。

表1-2　上海金汇通用航空股份有限公司救援直升机院前救治条件

类别	适应证	类别	适应证
伤势与受伤机制	①修正创伤评分＜12分 ②生命体征不稳定（如低血压或心动过速） ③多重系统伤害（如不同躯干的长骨骨折，两个以上身体部位的损伤） ④弹出车外 ⑤行人或骑手遭机动车辆撞击 ⑥同车乘客有人死亡 ⑦地面人员判断乘客舱严重损害 ⑧头部、颈部、胸部、腹部、骨盆的穿刺伤 ⑨头部、胸部、腹部的碾碎伤 ⑩高处坠落	溺水	近乎溺死的患者
		腹部及骨盆伤情	①钝性伤害后的明显腹痛 ②明显可视的压迫性安全带伤痕或腹壁挫伤 ③乳腺以下明显的肋骨骨折 ④严重的骨盆骨折
骨骼及肢端伤情	①腕关节或踝关节以上完全或不完全断离 ②须立即手术的手指节断离伤害且地面运送无法符合时间要求 ③肢端缺血 ④开放性的长骨骨折 ⑤两处以上的长骨骨折	严重烧伤	①烧伤达体表面积20%以上者 ②损及头部、颈部、颜面部、手部、脚或会阴部的烧伤和吸入性烧伤 ③电烧伤或化学物质烧伤 ④烧伤合并其他伤害
胸部伤情	①严重的胸壁伤害（如连枷胸） ②气（血）胸 ③怀疑心脏受伤	神经学状况	①GCS＜10分 ②意识程度恶化 ③头颅骨骨折 ④具有神经学障碍的脊椎（髓）损伤

表1-3 上海金汇通用航空股份有限公司救援直升机院间转运服务条件

类别	病症范围	类别	病症范围
普通外科	①脾破裂出血 ②肝破裂出血 ③肾破裂出血 ④肠系膜出血 ⑤腹腔肿瘤（肝癌、肾癌）破裂出血合并休克 ⑥肠梗阻（绞窄性）或出现肠坏死 ⑦化脓性、梗阻性肠管炎合并休克 ⑧坏死性胰腺炎	骨科	①肢体离断或不全离断，需断肢再植 ②脊柱骨折脱位合并完全或不完全截瘫，需急诊手术 ③骨盆骨折合并血流动力学不稳，需要及时固定、止血、介入治疗 ④四肢多发骨折合并大血管损伤危及生命，需要及时救治 ⑤四肢骨折合并血流动力学不稳、肺栓塞、肢体栓塞需要紧急处理
心血管科	①急性心肌梗死合并心源性休克 ②急性主动脉夹层合并心源性休克 ③急性左心衰竭合并昏迷	烧伤	①Ⅱ度、Ⅲ度烧伤总面积超过50% ②Ⅲ度烧伤面积超过30% ③中度以上吸入性损伤，需紧急气管切开或插管 ④电击伤合并肢体血流障碍，需要紧急处理
呼吸科等其他科室	①急性哮喘发作致缺氧出现昏迷 ②慢性阻塞性支气管炎急性发作伴意识障碍 ③急性大咯血发生窒息等 ④急性消化道出血、呕血致循环不稳定 ⑤重症胰腺炎致循环功能不稳定 ⑥急性药物、毒物中毒致意识障碍及循环不稳定 ⑦急性肺栓塞致呼吸循环不稳定	神经外科	①重度颅脑损伤，深度昏迷或已双瞳孔散大形成脑疝，GCS＜5分 ②突发头痛，剧烈呕吐且频繁，自发性蛛网膜下腔出血，动脉瘤四级、五级以上中度或深度昏迷 ③突发颈椎损伤，有呼吸障碍，四肢瘫痪 ④高血压、脑出血伴神志不清或昏迷 ⑤突发神志不清或昏迷及脑损伤合并偏瘫 ⑥脑肿瘤卒中合并昏迷，需立即手术治疗
胸外科	①张力性气胸（呼吸衰竭） ②开放性血气胸（呼吸衰竭休克） ③肋骨多根、多段骨折，胸廓不稳定影响呼吸循环 ④自发性气胸（呼吸衰竭）		

第二章　直升机医学救援医护人员的选拔与培训

救护型直升机均配备先进的急救医疗设备和经验丰富的医师、护士，一般代表所在区域最高院前急救水平。这就对直升机救护队员提出了3个方面的要求：一是生理和心理素质要能够适应直升机的特殊工作环境；二是要具备较高的急救业务技能水平；三是要掌握一定的航空医学和飞行安全知识。本章结合国外直升机医学救援发展的经验和广西直升机医学救援的工作实践做简要叙述。

第一节　直升机医学救援医护人员的选拔

一、国内外直升机医学救援医护人员资格培训体系简介

德国飞行医师多为麻醉科、外科、内科医师，要求完成1.5～2年的研究生课程培训，具有6个月ICU工作经历，完成80学时的急救培训课程，在有经验的急救医师的指导下完成20车次的救护车工作实践。高级医护助理必须有3年以上的地面急救实践经验，520 h的空中急救培训实践，2750 h的院外急救工作经验，并通过理论知识、技术操作、直升机课程等的严格考核和全面评估，合格后方可获得上机资格。

美国直升机医学救援医护人员一般由1名急救员和1名飞行护士组成，只有不到5%的直升机救援组织在机组配有1名或以上的医师。美国急救员与飞行护士是独立的职业，需要通过航空医学等课程培训后，才能获得相应资质参加直升机应急医疗救援工作。

我国尚未形成直升机医学救援医护人员资质和能力认证标准。2018年，国家航空医学救援基地专家小组发布《航空医学救援医务人员配置的专家共识》，认为航空医学救援医护人员应取得相关执业资格及各类急救培训资质认证，依情况具备3～5年的急诊科、ICU或院前急救等工作经验，并接受过航空医疗救护的相关专业培训且获得飞行医护人员资质。如航空医学转运儿（新生儿）科的医护人员要求具备至少5年临床或护理工作经验，以及至少3年儿（新生儿）科重症监护工作经验，非儿（新生儿）科医护人员也应接受过儿（新生儿）科的相关专业强化培训。

二、广西直升机医学救援医护人员的选拔标准和建议

在人员选拔时，建议从思想作风、身体素质、专业岗位、技术水平、应变能力等方面综合考虑。以下仅列出最低参考条件。

（1）本人自愿，有责任心、使命感和团队协作精神。

（2）年龄 18～60 岁，身高 155～180 cm 为宜，男性体重值为（身高-105）×（1±10%），女性体重值为（身高-108）×（1±10%）。

（3）有较好的体能和耐力，具备一定抗眩晕能力，无前庭功能疾病和中耳炎、鼻窦炎、鼻炎、癫痫等疾病；有高血压、冠心病、糖尿病、慢性支气管炎者，通过治疗并在病情稳定后，经专业医师评估合格方可参加直升机医学救援工作。

（4）已取得我国执业医师、执业护士资格证及各类急救培训资质认证，至少有 3 年或以上在二级或以上医院临床工作经验，非急救医学的医师或护士应该具备一定的院前急救工作经历。

（5）接受航空医学救护专项培训，并通过理论和技能考核，获得航空医学救援资质证书。

（6）具备良好的心理素质，完成心理卫生学习和心理适应训练，并通过各项考核。

第二节 直升机医学救援医护人员的培训

直升机医学救援医护人员的培训以能力为导向，内容应包括体能训练，心理训练，直升机安全培训，急救知识技能训练，设备器械使用操练，相关法律、法规培训，直升机医学救援流程培训，极端环境生存与求生训练，应急演习等。

一、培训目的

培养能够胜任航空医学救援的医护人才。

二、能力要求

（1）具备良好的身体素质、心理素质和对急危重症患者的紧急处置能力。

（2）全面了解直升机医学救援的优势和不足，正确判断直升机医学救援适应证与禁忌证。

（3）掌握直升机飞行安全常识，熟练使用机上安全设备、医疗设备及药物，熟悉心理治疗和心理疏导的常用方法，了解极端环境自救和生存的基本知识和技能。

（4）熟悉急救与转送的相关法律法规，掌握航空医学救援医疗文书的书写。

（5）熟悉直升机医学救援流程，掌握救护质量持续改进的基本方法。

三、培训方式

采用课堂授课、操作示教、救援案例分析和总结、情景模拟、实操演练等多种方法综合进行培训。

四、培训内容

（一）理论课程

1. 医学相关内容

（1）基本急救理论知识。从事航空医学救援的医护人员须经过严格的专业理论培训，具备急危重症相关的理论知识，应掌握以下但不限于以下常见急危重症的理论知识：严重创伤，多发伤，复合伤，多器官功能障碍综合征，脓毒症，威胁生命的心、脑血管疾病，心功能不全，恶性心律失常，呼吸功能衰竭，急性肾功能不全，急性呼吸窘迫综合征，重症哮喘，重症胰腺炎，消化道大出血，肝功能障碍，急性凝血功能障碍，严重内分泌与代谢紊乱，水电解质与酸碱平衡紊乱，急性中毒，各种休克，溺水，电击伤，中暑，产前出血，紧急分娩，先兆子痫和子痫等。

（2）基础急救技术理论知识和操作培训。基础急救技术应包括心肺复苏术、检伤分类技术、海姆立克急救法、人工气道建立与管理、环甲膜穿刺术、电复律与心脏除颤术、外周静脉穿刺置管术、胸腔穿刺术、胸腔闭式引流术、腹腔穿刺术、导尿术、催吐、洗胃术、吸痰，还应掌握心电图设备、防护装备的使用等。

（3）高级急救技术理论知识和操作培训。高级急救技术应包括机械通气技术、深静脉置管术、静脉切开术、气管切开术、心包穿刺术、临时体外无创心脏起搏术、骨髓腔输液技术、溶栓治疗、隔离防护措施。

（4）特殊生命支持技术。在紧急救援和转运少数急危重症患者时可能使用到体外膜肺氧合、主动脉球囊反搏、亚低温治疗等。

（5）初级创伤救治技术。初级创伤救治技术包括止血、包扎、固定和搬运。常用的几种简便可行、有效的止血方法有指压止血法、加压包扎止血法、填塞止血法和止血带止血法。包扎的材料有制式材料和固定材料两种。制式材料如三角巾、医用绷带等；固定材料如医用高分子夹板、塑料夹板、充气夹板、外固定支具和颈托等。搬运伤员常使用各式担架，无工具情况下可使用徒手搬运。

（6）急危重症监护内容。监护内容一般包括体温、呼吸、脉搏、血压、脉压、神志、心电活动和血氧饱和度、心理状态，以及是否出现晕动症状。系统监测患者呼气末二氧化碳分压、尿量、颅内压、GCS 昏迷指数、出血及凝血情况、分泌物和排泄物、引流液的量和性状等。维护气道、输液管、尿管、引流管等管道的通畅。条件允许情况下，可间断监测血糖、血气分析、电解质等生化指标和心电图等。

（7）心理救援技术。直升机救援服务对象几乎是急危重症患者，尤其是灾害现场救援，患者及其家属、支援群众，甚至救援队员自身承受着各种心理压力，应适时给予相应的心理支持。

2. 航空相关知识培训

（1）航空特殊的医学问题。航空救援尤其是直升机救援中，因缺氧、噪声、振动、低气压等因素可造成患者病情恶化，影响医护人员的精力和体力。通过学习航空特殊的医学问题，医护人员可以针对不同病情做出预防措施和救援前的个人准备工作，以保证救援任务的顺利进行。

（2）飞行安全的相关知识。虽然直升机作为运输载体时安全性较高，可一旦发生事故，就不可避免地造成机上人员的重大伤亡。影响飞行安全的危险因素有些是自然因素，有些是人为因素。直升机医学救援中涉及的危险因素主要包括天气、直升机的适航性、登机和撤离路线、机上医疗设备的适航性、机上医疗操作、机上设施和装备的正确使用、登机物品的安全性、机上人员的心理和情绪状态，以及人员的沟通情况等。

（3）机舱内设备和仪器的维护和使用。为保证机上医疗装备的配套齐全，并处于良好的备用状态，相关人员必须定期对医疗装备进行维护保养和调试。目前，直升机救援尚未能广泛开展，机上设备使用次数较少，导致医护人员操作机上设备的熟练度较低，相关部门应定期开展机上设备操作培训。

3. 业务流程培训

（1）直升机医学救援的适应证和禁忌证。直升机救护不受地面交通限制，转运速度快，相比地面救护有独特优势，但也受到飞行安全因素、航空管制、航空特殊的医学问题和机上救援空间狭窄无法进行复杂的救治操作等因素限制，救援医护人员应严格掌握直升机医学救援的适应证和禁忌证。

（2）院间（现场）转送流程。直升机救援包括业务受理与准备、现场救治与登机准备、空中转运、任务总结4个阶段，期间涉及多个部门和单位的合作和沟通，任一环节出现问题都会影响救援任务的顺利完成，甚至导致救援任务的失败。执行直升机救援任务的医护人员均应熟悉和掌握直升机院间（现场）转运流程。

（3）灾害救援流程。灾害条件下，灾区自然环境和生存环境恶劣，受伤人数较多，伤员伤情复杂，需要创伤救治、心理安抚和防疫等同时进行。灾害救援工作组织体系复杂，在灾害条件下进行直升机救援对医护人员是极大的挑战。

（4）法律文书与医疗文书。我国直升机医学救援尚处于早期发展阶段，市场准入、发展模式、相关法律体系等方面均有待规范，在直升机医学救援过程中会面临法律法规与伦理问题。只有严格依照法律法规、制度、准则执行，并完善相关法律文书与医疗文书才能避免违法、违规行为，保证医患安全。

（5）信息沟通。信息沟通贯穿于航空医学救援的全过程，执行航空医学救援任务时，要求在短时间内完成与呼叫中心、通航公司、医疗机构、公安、消防、航空交通等部门，以及患者及其患者家属的有效沟通，确保航空医学救援任务高效、顺利完成。

（6）风险控制与质量改进。目前我国航空医学救援任务例数不多，人员技术标准不统一，缺乏行业规范，从事航空医学救援工作面临较大的风险，这就要求航空医学救援医护人员在工作中积极探索和积累经验，推动我国航空医学救援事业的持续发展。

（二）操作课程

（1）安全登机与撤离。通过实际操练掌握直升机登机和撤离的正确路线，避开危险区域；掌握登机物品管理及衣着穿戴要求。

（2）机上救护设施和设备的使用。通过实际操作掌握机上设备的使用，包括医疗设备、通信设施、安全设施，以及机上电源、空调的使用等。

（3）机上救护设施和设备的维护。通过实际操练掌握机上救护设施和设备的维护，内容包括救护设施和设备的使用要求、方法、制度和流程等。

（三）演练

（1）院前急救模拟演练。设计多种直升机院前急救案例，通过演练掌握直升机院前急救的流程。

（2）院间转运模拟演练。设计多种直升机院间转运案例，通过演练掌握急危重症患者直升机院间转运的流程。

（四）更新课程

（1）航空急救知识和技能的更新。目前，广西直升机医学救援以急危重症患者医疗机构间转运为主，并且尚未开展夜间直升机救援工作。随着航空医学救援的不断发展和医疗技术水平的提高，我们将不断更新直升机医学救援的知识和技能，如夜间救援、搜索定位、绞索吊运、器官转运、床旁超声、ECMO 等。

（2）灾害医学救援知识和技能的学习。广西和东盟国家是自然灾害多发地区，随着经济的发展，广西和东盟国家的区域金融合作日益深化，人员往来也日渐频繁，这对广西卫生应急救援工作提出了挑战，航空医学救援将出现在更多类型的救援任务中，这就要求我们还需学习各类灾害事件的航空医学救援、紧急撤离、水下逃生、极端环境生存和互救技术等内容。

第三章　直升机救护基本技术

直升机救护技术根植于急救技术，如病情评估、初级救治、生命监护与支持、心理救援等，因直升机的特殊属性，直升机救护技术还包括飞行安全技术、搜索营救技术，以及极端条件下的生存和自救技术。

第一节　飞行安全

直升机救护具有起降场要求低、不受地面交通限制、转送速度快、服务范围广等优点，但由于飞行的特殊性，如气象条件、起降场障碍物、航线设计、机务保障、飞行管制等因素对飞行安全有重要影响。飞行小组对飞行任务拥有最高否决权，对飞行途中的突发安全事件拥有临时决断权，随乘医护人员应当配合。在执行直升机救护任务中，医护人员应做到以下几点：

（1）规范登机。要俯身靠近旋翼正在转动的直升机，最佳登机区域为机头前外侧，禁止从机尾方向靠近，禁止穿戴易飘动的服装和配饰，如围巾等。

（2）不要携带未取得适航证书的设备登机。如携带普通氧气瓶、易燃物等。

（3）检查机上医疗设施和设备并妥善固定，包括监护仪、呼吸机、注射泵、吸引器、担架等。

（4）正确使用安全带。

（5）规范使用机上通信设备。

（6）禁止触碰机上红色标示物。

（7）污染物要密闭存放，防止气流吹散。

（8）出现异常问题立即报告机长。

（9）未接到机长指令，严禁触碰舱门把手。

（10）规范撤离。

第二节　搜索营救与自救

在发达国家，约有2/3的空中救援服务为院间转运，其他为现场急救。我国直升机救援服务才刚刚起步，院前急救只有零星个案报道。交通部海事救助飞行大队常年执行海上搜救任务，用于林牧业的直升机也只执行少量搜救任务。虽然直升机救援经验不足，但救护小组仍需要掌握一定的搜索营救和自救技能。

一、搜救技术

直升机已被广泛用于战地救援、野外搜救、海上搜救、城市超高层建筑救援等，由于目视搜索范围非常有限，一般需要加装雷达、探照灯、通信设备等，为使救援对象脱困，还需要配备绞车、水上担架、救生筏等。当前，我国民用市场搜救型直升机数量很少，全部为国外引进机型，如S-76、AW135等。S-76为中型双发通用型直升机，自带搜索、营救和救护装备，可靠性高，常年在我国东部、南部沿海执行近海搜救任务。

常用的搜救技术包括：

（1）飞行操控技术，如持续悬停、超低空飞行等。

（2）目视搜索，如协同实施区域搜索等。

（3）空中与地面的通信联络，如无线电呼救等。

（4）绞车操作。

（5）救援物资投放等。

二、极端条件下自救与生存

战地救援任务中，救护人员必须掌握特殊的自救和生存技能，以应对未知的突发状况。和平环境下，直升机救护转运也有面临意外情况而处于危险的可能，比如意外迫降，因此救护队员必须掌握一定的自救与生存技能。极端条件是指人在非生活环境下，最大限度地维持生命力的行为。按照一般规律，在孤立、严酷的自然环境里维持生存，应该掌握求助信号使用，寻找水源、食物，就地取材搭建住所等技能。当身体受到伤病时，应能自救或互救等。更重要的是要建立战胜困难的信心和团结互助的作风，具体方法可以参考有关野外生存和灾难医学的有关书籍。

第三节　基本急救技术

直升机救护技术与地面救护技术无本质区别，但直升机空间狭小，载荷医疗设备有限，飞行途中实施急救操作比较困难，大量救护工作应在起飞前完成，这要求随乘医护人员具有过硬的基本急救技能和灵活的变通能力。

一、生命体征监测

要求随乘医护人员能够及时获得体温、脉搏（心率）、血压、呼吸参数，可以是手工测定，也可以用仪器获取。目前，市场主流监护仪已可以持续监测脉搏、心电图、无创或有创血压、血氧饱和度等多种生命体征参数。

二、基本急救药物

直升机救护常备药物清单按照简单有效、不重复的原则制定，应包括呼吸循环支持药物，镇静、镇痛药物，降颅内压药物，抗癫痫药物，抗心律失常药物等。比如肾上腺素、阿托品、去甲肾上腺素、多巴胺、硝普钠、硝酸甘油、地西泮、丙泊酚、呋塞米、甘露醇、胺碘酮、普罗帕酮、利多卡因、氨茶碱、硫酸镁、碳酸氢钠等药物。救护小组成员应该做到熟悉并正确运用。

三、创伤基本救治

创伤初级救治包括止血、包扎、固定和搬运，救护小组应该保障所需器械处于备用状态，根据具体情况熟练使用。

（1）止血。常用的方法包括加压包扎止血、填塞止血、止血带止血、钳夹止血等。

（2）包扎。常用的方法包括绷带包扎法、三角巾包扎法或使用腹带、胸带等。

（3）固定。骨折或可疑骨折应该妥善固定，常用方法包括自体固定、夹板、支具等。

（4）搬运。常用的方法包括徒手搬运（扶背拖拉等）和器械搬运（轮椅、软硬担架、漂浮担架、拖拉担架等）。

第四节　监护与生命支持

一、适时呼吸循环监测

一般使用多通道生命体征监护仪，持续监测脉搏、血氧饱和度、心电图、无创或有创血压及呼出二氧化碳等。其他专用的监测包括颅内压力监测、中心静脉压监测，转运时间较长时还应间断监测血液生化指标等。

二、呼吸支持

直升机救护患者多数为急危重症患者，大多需进行气道管理等呼吸支持。

（1）气道管理。应保持气道通畅，按需吸痰，避免误吸，必要时建立人工气道，如使用口咽通气管、喉罩或经口气管插管、环甲膜穿刺等。

（2）机械通气。对于呼吸衰竭等患者可予呼吸机辅助通气，常用 A/C 模式、SIMV 模式等。

三、循环支持

对于血流动力学不稳定患者，需给予循环支持。首先是补足血容量，随后适当应用血管活性药物，保障心搏出量，改善组织灌流。

四、特殊生命支持

根据救护小组的技术能力采取更为先进的生命支持，包括：

（1）自动心肺复苏。

（2）自动除颤。

（3）安装临时起搏器。

（4）大动脉球囊阻断。

（5）低温治疗。

（6）安装 ECMO。

第四章　直升机救护设施和设备

直升机救护基本设施包括起降场及其辅助设施，基本设备包括飞行设备和医疗设备等。在特殊情况下，可能还搭载搜索、营救设备，以及专用医疗设备（如婴儿暖箱）等。我国直升机救护服务刚刚起步，尚未形成统一的装备标准，实践中以保障医疗安全和飞行安全为准则进行配备，并做到精心维护和正确使用医疗设备，保证各类直升机救护任务的需求。

第一节　基本设施和设备

一、直升机起降场

直升机起降场是指供飞机起飞、着陆、停放和组织、指挥、保障飞行活动的场所，可以分为永久停机坪和临时起降场。永久停机坪由一定规格的开阔地，以及配套的维护和支持设施组成，可以设在地面、屋顶、大中型船舶、海上平台等处，最常见的是地面停机坪，但随着社会的发展，城市屋顶停机坪也会越来越多。临时起降场是指在紧急情况下被临时启用的供直升机起降的非标准、非专用、非固定的起降点，如广场、操场、体育场、野外空地等根据转运任务的需要由地勤人员临时清空的相应场所。广西医科大学第二附属医院停机坪，如图4-1所示。广西壮族自治区人民医院停机坪，如图4-2所示。广西医科大学运动场临时起降场，如图4-3所示。泉南高速南宁段临时起降场，如图4-4所示。

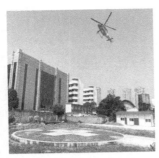

图4-1　广西医科大学第二附属医院停机坪

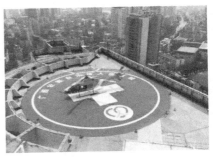

图4-2　广西壮族自治区人民医院停机坪

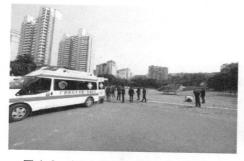
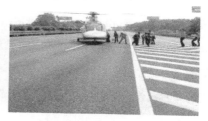

图 4-3　广西医科大学运动场临时起降场　　图 4-4　泉南高速南宁段临时起降场

直升机起降场应满足以下要求：

（1）选址。起降场应设在交通方便，有较明显地标且易于从空中识别的地方。野外起降场应选择在地势较高，夏季汛期不受大水浸泡且易排水的地方，以保证夏季多雨时节能正常使用。

（2）起降场面积要求。起降场面积要求取决于直升机的机型、性能和飞行的速度、高度，以及地形条件。正常情况下，直升机起降场面积 $\geqslant 666\ \mathrm{m}^2$。野外起降场的面积通常 $\geqslant 2400\ \mathrm{m}^2$，夜间起降场面积 $\geqslant 7000\ \mathrm{m}^2$。

（3）地坪。水平的地坪和垂直的旋翼大风对直升机的升力最大，如果地坪存在一定坡度，旋翼大风的反作用力会使直升机重心偏离，降低垂直力，而且容易造成直升机倾斜，甚至发生事故。因此，直升机起降场的地坪坡度以 0° 最好，最大坡度不应超过 5°。此外，场地的地质应当坚实，地面平整，并且尽量减少吹浮物，避免旋翼大风吹起沙尘、石子、杂草等杂物，影响伤病员登机和撤离。

（4）净空条件。净空条件是指直升机飞行和起降空域无障碍的状态与程度。净空条件直接影响着直升机起飞和降落的安全，是直升机野外起降场位置选择的首要考虑条件。

二、基本急救设备

救护型直升机配备的医疗设备必须考虑急救需求和飞行安全两个因素，比如电磁设备要符合直升机电磁兼容性要求，即符合航空无线电技术委员会制定的《机载设备环境条件与测试规程》；氧气瓶的安全阈值应高于地面标准，所有设备均应妥善固定等，以下仅就呼吸循环支持设备做简单介绍。

（一）呼吸支持与监护设备

（1）呼吸机。要求体积小、质量轻、符合适航要求。上海金汇通用航空股份有限公司采用瑞士 Hamilton 公司生产的 HAMILTON-T1 型呼吸机，适航性好，内置可充电电池，续航 4～6 h，方便转送，具备间歇正压通气（IPPV）、同步间歇指令通气（SIMV）、叹息通气（SIGH）、自主呼吸（SPONT）等多种通气模式选项，能为不同病情的患者提供合适的呼吸支持。HAMILTON-T1 型呼吸机，如图 4-5 所示。

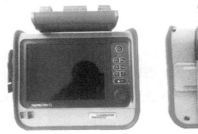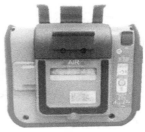

图 4-5　HAMILTON-T1 型呼吸机

（2）配套工具。如航空氧气瓶、专用扳手与氧桥等。

（二）循环复苏与监测设备

要求体积小、质量轻、符合适航要求。上海金汇通用航空股份有限公司采用美国 ZOLL 公司生产的 X 系列的多功能除颤监护仪，具有监护、同步除颤、体外起搏和血氧饱和度波形记录及打印功能，提供半自动和手动两种操作模式。内置可充电电池，能独立监护 2.7 h 或用 200 J 能量除颤 50 余次。ZOLL X Series（美国卓尔）除颤监护仪，如图 4-6 所示。

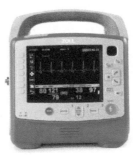

图 4-6　ZOLL X Series（美国卓尔）除颤监护仪

（1）心电监护。通过安装在患者身上的电极采集电信号，生成心电活动的连续波形和心率，从而准确评估患者当时的生理状态。

（2）除颤。可用于抢救和治疗心律失常患者。除颤负极（STERNUM）通常放于右锁骨中线第二肋间，正极（APEX）置于左乳头下方。可采用双向波200 J或单向波360 J的能量进行除颤。

（3）起搏。可进行体外无创起搏。

（4）血氧饱和度测定。可设置氧饱和度的报警上下限。

（三）其他设备

要求体积小、质量轻、符合适航要求。包括电动负压吸引器、多通道注射泵、转运担架等。ACCUVAC Rescue吸引器（德国万曼），如图4-7所示。Braun Space注射泵（德国贝朗），如图4-8所示。

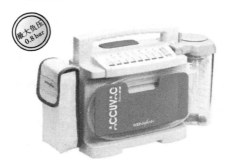

图4-7 ACCUVAC Rescue吸引器（德国万曼）

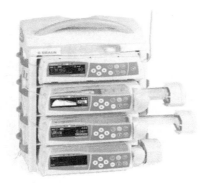

图4-8 Braun Space注射泵（德国贝朗）

第二节 各专科疾病直升机救护所需药品或物品

（一）内科疾病直升机救护药品或物品清单

内科疾病直升机救护药品或物品清单，见表4-1。

表 4-1　内科疾病直升机救护药品或物品清单

项目	所需药品或物品	核对	项目	所需药品或物品	核对
注射药品	盐酸肾上腺素注射液（10 支）		机上设备	脊柱板（1 套）	
	重酒石酸去甲肾上腺素注射液（6 支）			ZOLL X Series 除颤仪（1 台）	
	盐酸多巴胺注射液（10 支）			医用供氧器（2 瓶）	
	硫酸阿托品注射液（10 支）			注射泵（2 台）	
	盐酸利多卡因注射液（2 支）			多功能呼吸机（1 台）	
	盐酸胺碘酮注射液（2 支）			吸引器（1 台）	
	盐酸普罗帕酮注射液（2 支）		医疗物品	听诊器（1 个）	
	去乙酰毛花苷注射液（1 支）			腕式电子血压计（1 个）	
	注射用硝普钠（1 支）			血糖仪（1 套）	
	硝酸甘油注射液（3 支）			照明手电（1 个）	
	氯化钾注射液（2 支）			体温针（1 根）	
	硫酸镁注射液（1 支）			砂轮（1 个）	
	呋塞米注射液（2 支）			安全型静脉留置针（3 枚）	
	氨茶碱注射液（2 支）			输液敷贴（3 张）	
	地塞米松注射液（2 支）			止血带（2 根）	
	注射用甲泼尼龙琥珀酸钠（1 支）			棉签（2 包）	
	酚磺乙胺注射液（3 支）			胶布（1 卷）	
	氨甲苯酸注射液（3 支）			茂康复合碘皮肤消毒液 65 mL（1 瓶）	
	葡萄糖酸钙注射液（1 支）			75% 乙醇消毒液 50 mL（1 瓶）	
	盐酸消旋山莨菪碱注射液（2 支）			1 mL 注射器（2 支）	
	盐酸曲马多注射液（2 支）			2 mL 注射器（2 支）	
	甲氧氯普胺注射液（2 支）			5 mL 注射器（2 支）	
	盐酸异丙嗪注射液（2 支）			10 mL 注射器（2 支）	
	复方氨林巴比妥注射液（2 支）			50 mL 注射器（2 支）	
	地西泮注射液（2 支）			避光注射器（1 支）	
口服药	阿司匹林 100 mg（1 盒）			避光延长管（1 根）	
	替格瑞洛 90 mg（1 盒）			微量泵延长管（1 根）	
	瑞舒伐他丁 10 mg（1 盒）			输液器（2 袋）	
	硝苯地平缓释片Ⅱ（3 片）				

续表

项目	所需药品或物品	核对	项目	所需药品或物品	核对
气道物品	吸痰管（5根）		传染病防护装备（选装）	5%葡萄注射液 250 mL（1瓶）	
	氯化钠注射液 500 mL（1瓶）			甘露醇注射液（1瓶）	
	5.0#、5.5#、6.0#、6.5#、7.0#、7.5#、8.0# 气管导管（各1条）			复方氯化钠注射液（2瓶）	
	气管导管导丝（1根）			碳酸氢钠注射液（1瓶）	
	中、大号咽喉镜（各1个）			N95 口罩（5个）	
	咽喉镜手柄（1个）			防护服（4套）	
	石蜡油棉球（1包）			橡胶手套（1盒）	
	简易呼吸器（1套）			护目镜（2个）	
	吸氧管（1根）			一次性面屏（2个）	
	吸氧面罩（1个）			鞋套（2双）	
	口咽通气管（1个）			靴套（2双）	
	一次性气管插管固定器（1个）		其他	医疗垃圾袋（2个）	
	丝绸胶带（1卷）			生活垃圾袋（2个）	
药品溶媒	氯化钠注射液 10 mL（2支）			小利器盒（1个）	
	50%葡萄糖注射液 20 mL（2支）			被子（1床）	
	氯化钠注射液 100 mL（1瓶）			消毒湿巾（1包）	
	氯化钠注射液 250 mL（1瓶）			纸巾（1包）	
	氯化钠注射液 500 mL（1瓶）				

（二）外科疾病直升机救护物品清单

外科疾病直升机救护药品或物品清单，见表4-2。

表4-2　外科疾病直升机救护药品或物品清单

项目	所需药品或物品	核对	项目	所需药品或物品	核对
医疗物品	方纱（10块）		机上设备	脊柱板（1套）	
	棉垫（10块）			ZOLL X Series 除颤仪（1台）	
	绷带（3卷）			医用供氧器（2瓶）	
	弹力网帽（3个）			注射泵（2台）	
	胶布（2卷）			多功能呼吸机（1台）	
	高分子支具（1个）			吸引器（1台）	
	颈托（1个）		注射药品及药品溶媒	盐酸肾上腺素注射液（10支）	
	夹板（3套）			重酒石酸去甲肾上腺素注射液（6支）	
	三角巾（2条）			盐酸多巴胺注射液（10支）	
	气压止血带（1个）			硫酸阿托品注射液（10支）	
	听诊器（1个）			盐酸利多卡因注射液（2支）	
	照明手电（1个）			盐酸曲马多注射液（2支）	
	砂轮（1个）			地西泮注射液（2支）	
	安全型静脉留置针（3枚）			注射用硝普钠（1支）	
	输液敷贴（3张）			硝酸甘油注射液（3支）	
	止血带（2根）			甲氧氯普胺注射液（2支）	
	烧伤敷料（5包）			盐酸消旋山莨菪碱注射液（2支）	
	棉签（2包）			地塞米松注射液（2支）	
	侧孔针头（5枚）			复方氨林巴比妥注射液（2支）	
	茂康复合碘皮肤消毒液65 mL（1瓶）			呋塞米注射液（2支）	
	75%乙醇消毒液50 mL（1瓶）			酚磺乙胺注射液（3支）	
	1 mL注射器（2支）			氨甲苯酸注射液（3支）	
	2 mL注射器（2支）			氯化钠注射液10 mL（2支）	
	5 mL注射器（2支）			50%葡萄糖注射液20 mL（2支）	
	10 mL注射器（2支）			氯化钠注射液100 mL（1瓶）	
	50 mL注射器（2支）			氯化钠注射液250 mL（1瓶）	
	避光注射器（1支）			氯化钠注射液500 mL（1瓶）	
	避光延长管（1根）			5%葡萄糖注射液250 mL（1瓶）	
	微量泵延长管（1根）			甘露醇注射液（1瓶）	
	输液器（2袋）			复方氯化钠注射液（2瓶）	

续表

项目	所需药品或物品	核对	项目	所需药品或物品	核对
气道物品	碳酸氢钠注射液（1瓶）		其他	吸氧面罩（1个）	
	吸痰管（5根）			口咽通气管（1个）	
	氯化钠注射液500 mL（1瓶）			一次性气管插管固定器（1个）	
	5.0#、5.5#、6.0#、6.5#、7.0#、7.5#、8.0# 气管导管（各1条）			丝绸胶带（1卷）	
	气管导管导丝（1根）			医疗垃圾袋（2个）	
	中、大号咽喉镜（各1个）			生活垃圾袋（2个）	
	咽喉镜手柄（1个）			小利器盒（1个）	
	石蜡油棉球（1包）			被子（1床）	
	简易呼吸器（1套）			消毒湿巾（1包）	
	吸氧管（1根）			纸巾（1包）	

（三）妇产科疾病直升机救护药品或物品清单

妇产科疾病直升机救护药品或物品清单，见表4-3。

表4-3　妇产科疾病直升机救护药品或物品清单

项目	所需药品或物品	项目	所需药品或物品
注射药品	盐酸肾上腺素注射液（10支）	口服药品	地西泮注射液（2支）
	盐酸多巴胺注射液（10支）		拉贝洛尔（10片）
	硫酸阿托品注射液（10支）		硝苯地平片（5片）
	重酒石酸去甲肾上腺素注射液（5支）		硝苯地平缓释片Ⅱ（1颗）
	呋塞米注射液（2支）		米索前列醇片（6片）
	氨茶碱注射液（2支）	机上设备	新生儿喉镜和喉镜片（1套）
	硫酸镁注射液（5支）		正压通气装置（1套）
	地塞米松磷酸钠注射液（2支）		新生儿面罩（1套）
	宫缩素注射液（6支）		气管导管（3根）
	卡前列氨丁三醇注射液（3支）		胎粪吸引器（1台）
	盐酸利托君注射液（2支）		输液泵（1台）
	氨甲环酸注射液（2支）		心电监护仪（1台）
	葡萄糖酸钙注射液（1支）		多普勒胎心仪（1台）
	马来酸麦角新碱注射液（2支）		呼吸机（1台）
	氢化可的松注射液（30支）		吸痰器机（1台）

续表

项目	所需药品或物品	项目	所需药品或物品
医疗物品	顺产包（2个）	气管和输液装备	林格氏液500 mL（3瓶）
	听诊器（1个）		输液器（2副）
	腕式血压计（1个）		避光输液器（1副）
	血糖仪（1套）		输液延长管和避光输液延长管（各1条）
	电筒（1个）		50 mL注射器、50 mL避光注射器（各1副）
	体温计（1支）		吸痰管（5条）
	砂轮（1个）		气管导管导丝（1条）
	留置针（3枚）		中、大号咽喉镜（各1个）
	输液贴（3张）		咽喉镜手柄（1个）
	止血带（2根）		液体石蜡（1瓶）
	棉签（2包）		简易呼吸器（1套）
	茂康碘65 mL（1瓶）		吸氧管（1条）
	75%乙醇50 mL（1瓶）		吸氧面罩（1个）
	10 mL注射器（5副）		口咽通气管（1个）
	20 mL注射器（5副）	其他	医疗垃圾袋（2个）
药品溶媒	氯化钠注射液10 mL（2支）		生活垃圾袋（2个）
	氯化钠注射液100 mL（1瓶）		小利器盒（1个）
	氯化钠注射液250 mL（2瓶）		床单、被套（各1张）
	氯化钠注射液500 mL（1瓶）		棉被（1床，必要时）
	50%葡萄糖注射液20 mL（2支）	传染病防护装备（选装）	N95口罩（4个）
	5%葡萄糖注射液250 mL（2瓶）		一次性C级防护服（4套）
	甘露醇注射液250 mL（1瓶）		橡胶手套（数对）
	复方氯化钠注射液500 mL（1瓶）		护目镜（2对）
	碳酸氢钠注射液250 mL（1瓶）		鞋套（数对）

（四）新生儿直升机救护药品清单

新生儿直升机救护药品清单，见表4-4。

表4-4　新生儿直升机救护药品清单

项目	所需药品	项目	所需药品
心血管药品	盐酸肾上腺素注射液（10支）		维生素B6注射液（2支）
	盐酸多巴胺注射液（3支）	呼吸系统药品	氨茶碱注射液（1支）
	盐酸多巴酚丁胺注射液（3支）		吸入用布地奈德混悬液（2支）
	米力农注射液（3支）		硫酸沙丁胺醇气雾剂（2支）
	重酒石酸去甲肾上腺素注射液（3支）		异丙托溴铵气雾剂（2支）
	血管升压素（3支）		枸橼酸咖啡因注射液（1支，选用）
	前列地尔注射液（3支）		肺表面活性物质（有条件）
	羟乙基淀粉氯化钠注射液（2瓶）	其他药品	地塞米松磷酸钠注射液（2支）
	盐酸普罗帕酮（3支）		布洛芬混悬液（1瓶）
	盐酸胺碘酮（3支）		注射用奥美拉唑钠（2支）
	去乙酰毛花苷注射液（3支）		蒙脱石散（2包）
	呋塞米注射液（3支）		5%碳酸氢钠注射液（5支）
	硫酸阿托品注射液（3支）		10%氯化钾注射液（5支）
抗生素	注射用头孢噻肟钠（1支）		10%氯化钠注射液（5支）
	注射用万古霉素（1支，选用）		10%葡萄糖酸钙注射液（5支）
	注射用哌拉西林他唑巴坦钠（1支，选用）		盐酸精氨酸注射液（2支）
	注射用美罗培南（1支，选用）		胰岛素注射液（2支）
	氟康唑注射液（1支，选用）		注射用甲泼尼龙琥珀酸钠（1瓶）
止血药物	维生素K₁注射液（2支）		5%葡萄糖注射液50 mL（3瓶）
	酚磺乙胺注射液、氨甲苯酸注射液（各2支）		5%葡萄糖注射液100 mL（3瓶）
	注射用血凝酶（2支）		10%葡萄糖注射液50 mL（3瓶）
神经系统药品	甘露醇注射液（2支）		10%葡萄糖注射液100 mL（3瓶）
	注射用苯巴比妥钠（2支）		5%葡萄糖氯化钠注射液250 mL（3瓶）
	咪达唑仑注射液（2支）		50%葡萄糖注射液10 mL（3支）
	注射用盐酸芬太尼（2支）		0.9%氯化钠注射液250 mL（3瓶）

（五）新生儿直升机救护物品清单

新生儿直升机救护物品清单，见表4-5。

表4-5　新生儿直升机救护物品清单

项目	所需救护物品	项目	所需救护物品
气道用物	一次性吸氧装置（1套）		普通剪刀（1把）
	简易呼吸囊（大、小各1套）		签字资料（1套）
	吸氧面罩（1个）	静脉用物包	留置针（3枚）
	双腔鼻导管（1套）		输液贴（3个）
呼吸机用物	呼吸机管路（2套）		止血带（2条）
	流量传感器（2个）		棉签（2包）
	膜肺（1个）		茂康碘（1瓶）
	压力测压管（1根）		75%乙醇（1瓶）
	双腔鼻塞（1个）		1 mL注射器（5副）
	加温湿化器（1个）		5 mL注射器（5副）
气管插管用物	喉镜片0#（1个）		10 mL注射器（3副）
	喉镜片00#（1个）		50 mL注射器（3副）
	手柄（1个）		棉球（1包）
	导管导丝（1根）		砂轮（2个）
	2.5号导管（2根）		纱布（2包）
	3.0号导管（2根）		针头（10枚）
	3.5号导管（2根）		监护仪（1台）
	4.0号导管（2根）		缝合包（1个）
	4.5号导管（2根）		血糖仪（1套）
	固定胶布（1卷）		听诊器（1个）
	手柄电池（1个）		电筒（1个）
其他用物包	迷你耳罩（1对）	监护、护理用物包	体温计（1支）
	安抚奶嘴（1个）		雾化器（1个）
	保鲜膜（1盒）		吸痰管（6根）
	消毒剪刀（1把）		胃管6#（1根）
	小毛巾（2条）		胃管8#（1根）
	棉被、水枕（1套）		电极导联（1副）
	纸巾（干、湿各2包）		血氧探头（2个）
	生活垃圾袋（1包）		血压袖带（2条）
	医疗垃圾袋（1包）		电池（2个）
	快速手消毒液（1瓶）		

第三节　特殊设备

由于急救任务的多样性，救护直升机有时需要配备特殊设备。比如新生儿空中转运时，需要配备婴儿保温箱；某些特殊患者需要配备 ECMO 等。进行搜救任务时，需要配备搜救雷达、探照灯、绞车、救生筏等设备，还需要配备野外生存自救的物品和设备（如适量的食物、水、电池、应急通信设备等）。以下举例说明。

（1）Weil MCC 的小型心肺复苏机。该心肺复苏机体积小，质量轻，电池续航时长合理，具备适航证，能够较好地满足飞行中患者突发心搏骤停复苏的需要。

（2）转运型 ECMO。转运型 ECMO 质量轻，具备适航证，能够满足院前急救、空中转运的需要。新一代 ECMO 材料更为先进，稳定性显著提高，操作更简便。

（3）转运型婴儿保温箱。转运型婴儿暖箱保留了普通暖箱的主要功能，但体积更小，能够固定在直升机机舱内，使更多危重新生儿空中转运成为可能。

（4）救生筏。救生筏要求从高处（18 m）投放入水后，能够安全及正常地使用，并且保证能在一切海况下暴露漂浮 30 天。

总之，直升机救护的基本设施和设备是提供直升机救护服务的基本条件和保障，随着我国直升机救护服务的完善和发展，救护任务必将日益多样化，各种救护设备将进一步增多以满足任务需求，在具体实践中应结合实际情况配备适当的装备，确保装备的实用功能。

第五章　航空医学救援业务信息的沟通

现阶段，我国航空医学救援服务几乎全部是院间转运。将远距离的急危重症患者从陌生现场转运到目的地医院的过程充满未知风险。在转运前、中、后实施信息收集、评估、反馈，以及转运工作的协调和改进，对保障直升机救援的安全及转运质量至关重要。

第一节　转运前的信息沟通

一、航空医学救援业务信息的受理与登记

航空医学救援业务信息由通用航空公司（如上海金汇通用航空股份有限公司）受理，记录的信息包括受理时间，申请人的基本情况（身份信息、联系方式等），患者的基本情况（主要诊断、检查结果、目前病情等），当前位置，转运意向医院等。

二、航空医学救援患者信息的收集与评估

（1）接到转运任务后，机组人员组织讨论气象条件、飞行路线、起降场、接驳的可行性，以及安排值飞人员，判定飞行的可行性，并通知值班医师启动专业技术评估。

（2）由通用航空公司医疗经理填写广西航空医学救援患者信息表，院间转运服务可以委托患者所在医院的医师代填，内容包括诊断和治疗摘要、目前病情、病情发展趋势预判等。值班医师根据信息做出是否适合实行直升机救援的初步判断，如果信息不足，可再次沟通。如遇疑难或高危病例，应立即提交航空医学救援小组讨论，形成统一意见。航空医学救援小组由医护队员、机组人员、通用航空公司医疗经理组成，实施组长负责制。

三、航空医学救援业务的反馈

航空医学救援业务受理后，应及时向申请人反馈，反馈的内容包括是否适合直升机转运的初步判定意见及转运任务的主要风险、费用结算、需要医院立即实施的准备工作等。

四、其他转运前的信息沟通工作

其他转运前的信息沟通工作主要由通用航空公司相关人员负责实施，主要内容包括以下 5 点。

（1）与患方沟通，告知患方转运任务可能受到天气等不可抗因素而终止和转运的风险。

（2）与患方沟通，告知患方医护人员需经现场评估才能开始直升机转运，可能有因为病情变化而终止转运任务而改用其他救治方式的可能。

（3）与患者所在医院沟通和落实起降场、接驳细节等，并进行某些特殊病情的转运前的准备。

（4）与目的地医院沟通和落实起降场地点、接驳细节等。

（5）与航空管理、气象、地勤等部门协同落实飞行计划。

五、现场信息沟通

根据现场评估，决定立即转运或是进行紧急处置后再转运。医师与家属做好病情和转运风险沟通，获得书面签字后与患者所在医院做好交接工作。

第二节 转运中的信息沟通

一、医患沟通

直升机救护对象通常为急危重症患者，沟通既要客观地讲明风险，又要充满人文关怀，必要时还应该采取一些心理救援技巧。特别是在飞行途中，由于噪声较大，直接语言沟通很难进行，对于能够进行语言交流的患者，应该配备对讲机。对于因气道管理无法语言交流的患者，可以提供写字板以助沟通。医护人员还应当密切观察患者的表情、手势，及时了解患者的诉求，并及时回应。

二、医护协作

轻型救护直升机通常配置 1 名医师和 1 名护士，座位位于担架一侧的头部和尾部，便于观察患者的躯体指征和监护仪指标。医护人员应互相配合，才能便于临床诊疗和护理，如在机舱内的噪声和颠簸振动的影响下，下达医嘱、执行医嘱、完成操作等均需要医护人员默契配合，这种默契不仅是良好的语言沟通和肢体信息沟通，更是工作中的互相熟悉和磨合的结果。

三、医护人员与机组人员的沟通

医护人员与机组人员的沟通通过耳机进行，沟通内容包括以下6点。

（1）起飞前，医护人员应检查患者的处置情况及担架固定装置是否牢固，确认给氧、输液、监护等医医疗管道及导联线已妥善固定后，以手势或通过耳机告知飞行员可以起飞。

（2）飞行中遇到强气流等原因导致的剧烈颠簸、旋转、速降等影响乘坐人员安全的，机组人员要及时与医护人员沟通，加强防范危险的发生。

（3）飞行中由于飞行管制或其他原因需要改变航线或变更目的地的，机组人员应与医护人员及时沟通。

（4）飞行中患者病情出现重大变化需要采取重要技术操作，甚至需要临时降落的，医护人员要立即与机组人员沟通。

（5）飞行中机舱内出现火灾、电器故障等意外情况的，医护人员应立即与机组人员沟通。

（6）直升机将要到达目的地时，机组人员应提前10min告知医护人员。

四、机组人员与通用航空公司的医疗经理及地面接驳人员的沟通

（1）起飞前，机组人员应向通用航空公司的医疗经理预告目的地和到达时间，请前方医院提前做好准备。

（2）降落前，机组人员应向通用航空公司的医疗经理报告降落时间及地点，请起降场做好接驳准备。

（3）机组人员应与航空管理部门及地勤等部门的地面接驳人员做好沟通工作。

五、航空医学救援小组与航空医学救援基地沟通

遇到困难时，航空医学救援小组可通过与航空医学救援基地沟通获得技术支持。航空医学救援基地支援中心可以通过建立工作微信群或任务微信群等方式与航空医学救援小组保持适时沟通，以便提供飞行、救护、法务方面的支持。航空医学救援小组也可以打电话向特定人员直接咨询。

第三节　任务评价信息与质量改进

一、任务评价信息

直升机救援服务是新兴产业，目前我国各地均处于探索和积累经验阶段，每次任务的自我评价，对不断改进直升机救护服务质量的意义重大。这种评价有以下 3 个方面。

（1）评价救治技术是否存在隐患？

（2）评价任务流程是否顺畅？

（3）通过回访，了解患者是否受益。

二、质量改进的信息沟通

直升机救援服务体系包括地勤、机务、医疗经理、医护队员、医院对接等多个子系统，质量信息应该在不同子系统间密切交流，以提供良好的终端服务。具体沟通方式可以是医护讨论会、医护与飞行人员联席工作会、航空联盟会等形式，目的就是要保障直升机救护的安全和质量，推进航空医学救援事业的发展。

第六章　直升机救护的基本流程

现阶段，我国直升机救护服务市场基本采用通用航空公司与医疗机构协作的方式，主要服务内容是急危重症患者院间转运或现场救援转运，以及灾害应急环境下的航空医学救援。转运对象可以是患者，也可以是灾害救援人员或物资等。基本流程包括业务受理与准备、现场救治与登机准备、空中转运、任务总结等 4 个阶段，不同任务或不同环境下的操作不尽相同。

第一节　院间（现场）转运流程

一、任务受理与准备阶段

（一）救援申请

住院患者或院外患者需要直升机救护服务时，可以拨打有医学救援资质的通用航空公司电话，或拨打各航空医学救援联盟单位电话进行咨询、求助。上海金汇通用航空股份有限公司救援电话：4009‑120‑999。南宁市急救医疗中心电话：0771‑120。广西航空医学救援联盟电话：0771‑3277161。

（二）业务受理

（1）业务信息登记。包括受理时间，申请人的基本情况（身份信息、联系方式等），患者的基本情况（主要诊断情况、目前病情等），当前位置，转运意向医院等。

（2）业务受理。结合患者病情、天气、起降条件和航线管制等情况，排除航空医学救援禁忌证，初步确定是否能够提供直升机救护服务。

（3）信息分发。将基本信息迅速分发给机务小组、救护小组、联络小组，初步判定是否能够提供符合客户要求的直升机救护服务。

（4）信息反馈。将受理结果反馈给客户，开始救援前准备，主要包括保持通信畅通，现场自救、互救指导或与患者所在医院的主管医护人员沟通患者病情，并委托其填写航空救援基地提供的患者信息表后发送至航空救援基地。

（三）任务准备

通用航空公司或其他航空救援中心受理急救任务后，由航空救援基地医护组组长联络和督促机务、地勤、医护等人员展开准备工作，主要包括飞行、医疗救护准备等，实践中常常同时进行，需要各相关部门人员相互配合。

（1）飞行方面的准备。明确适航性，制订救援方案，规划航线，明确直升机起降时间和地点。

（2）医疗救护方面的准备。

①医护人员准备。根据任务需求，由航空救援基地医护组组长派出相应的医护人员执行任务。比如高危孕妇救护小组应该包括新生儿医师和护士。

②病情评估。如果是院前急救，救护小组应与救护对象取得直接联系，以便了解更加具体的病情或伤情。如果是转院，还应与患者所在医院的主管医师取得联系，进一步了解患者病情及目前状态，提出符合直升机转运条件的医疗救治措施及改进建议，明确患者交接地点，细化空中及地面的接驳流程。

③医护设备和药品准备。根据病情评估，准备相应救援药品、物资和设备等，必要时根据具体情况做出相应调整。

④医疗文书准备。包括直升机院前急救、院间转运出诊记录单，药品和设备核查单，质量控制表，航空医学救援同意书和授权同意书，病危通知书，以及各种特殊治疗同意书等。

⑤转运指导。院前急救环境下，应该对伤病员进行必要的自救、互救指导，包括安全区的建立、简易包扎和固定、呼吸道护理、适当禁食、保持通信等。院间转运情况下，可以请患者的主管医生配合进行专业医疗药品和设备的准备，包括准备防晕动症及镇静、镇痛药品，建立呼吸循环支持管道，必要时置入胃管、尿管等，如果情况允许可进行影像学复查等。

（3）登机飞行。航空医学救援小组携带必要的物资、药品、设备登机起飞，通知前方医疗机构或救援申请人直升机预计抵达的时间，并做好接驳准备。

二、现场救治阶段

现场救治阶段是从医护人员到达救援现场，到将患者送上直升机的过程。

（一）现场评估

（1）安全评估。院前急救时需评估救援现场是否安全，并对现场潜在的危害进行勘查及评估医疗事件的性质，必要时请求公安、消防等部门的支援，确保现场安全后方可实施救援。

（2）接驳评估。院间转运时，还需要医护人员与机组人员共同评估地面救援时间和直升机续航能力，拟定登机方案和组织患者登机。临时起降场需要指定专人负责和维持现场秩序，确保直升机起降安全。

（3）病情评估。对患者病情进行快速且全面的评估，重点是对呼吸、循环系统及主要脏器的功能评估，应充分考虑转运风险，并与患者或患者家属沟通，确定是否可以立即实施转运或是需要紧急干预后转运。如不适合直升机转运或患者家属放弃转运的，应报告航空救援基地，并与患者家属签属放弃航空救援知情告知书。

（二）转运前的救护准备

（1）院前急救。现场救治应遵循"保存生命第一，恢复功能第二，顾全解剖完整性第三"的原则，应保持呼吸道通畅，保证呼吸、循环系统的稳定，并及早实施空中转运。

（2）院间转运。如果是院间转运任务，直升机医护人员需与患者的主管医师交接，了解患者的主要病情和最近的变化情况，检查各类管道是否牢固，以及镇静、镇痛药物和微泵药物存量等，必要时应现场补充，完成交接工作。

（3）完成医疗文书签订。与患者或患者家属沟通航空转运指征及风险，签订直升机转运协议、直升机转运风险知情同意书和授权委托书。病情危重时，需下达书面病危通知书。

（4）其他准备。如患者为清醒状态，应告知患者将进行直升机转运，飞行过程中可能出现的问题及相应的解决办法。对患者进行必要的心理支持治疗，必要时给予患者镇静、镇痛药物，防止晕动症。检查各种管道，确保其牢固；检查骨折固定夹板，必要时替换充气夹板；检查气管插管气囊的气密性，改用盐水充填等。

（三）组织登机

接驳过程中，严密监测患者的生命体征，确保各类管道、导联线固定有效，固定或去除易飘散物品，从直升机侧前方有序登机。

三、空中转运阶段

空中转运阶段是从患者进入机舱舱门开始，到直升机医护人员和接收医疗机构的医护人员完成医疗交接工作为止。

（一）机上安置患者

正确且牢固地安放担架，根据患者的病情采取相应的体位。

（二）起飞前检查

连接监护设备，妥善固定机上设备及各种管路，如吸氧管、引流管、尿管、心电监护线等。再次评估患者病情，确认患者生命体征平稳，通知机组人员准备完毕可以起飞。

（三）飞行途中的监护和处置

飞行至预定高度后，医护人员须对患者的生命体征进行再次确认。飞行途中应持续观察患者的病情和监测生命体征，如出现病情变化应立即通知机组人员并告知需进行的操作，征得机组人员同意后，在不影响飞行安全的情况下对患者及时实施处置。在患者病情稳定的间隙，填写医疗救护文书。

（四）患者信息传递

将患者病情和救治经过反馈给地面调度人员，以便提前做好地面接机和接收患者的准备工作。

（五）机降和离机

直升机降落前，机组人员应提前 10 min 通知医护人员。医护人员在直升机降落前应再次评估患者病情和生命体征，确认机上设备和各种管路是否牢固。飞机停稳，并征得机组人员同意后，医护人员组织患者沿安全路线离机。

（六）交接

组织患者离机后，直升机医护人员向接收医疗机构的医护人员介绍患者的基本信息、基本病情、救治经过、重要注意事项及交接患者个人物品等。交接方式有两种，一是在起降场与接收医疗机构的医护人员完成交接；二是由医护人员和接收医疗机构的医护人员共同护送患者至接收医疗机构，并在病房或急诊科完成交接。完成交接工作后，双方医护人员在交接单上签字，医疗文书一式两份各自保存。

（七）接机后的现场救护及救护车转运

目前大部分医院不具备院内起降直升机的条件，只能在医院外降落，通过救护车转运至医院内。患者离机转送到救护车后，应再次评估其生命体征和病情，如出现需紧急处理的情况，双方医护人员应立即进行抢救和处置，待病情稳定后再进行转运。

四、任务总结阶段

任务总结阶段是从双方医护人员完成患者交接并在交接单签字完毕，至直升机医护人员随直升机返回航空救援基地并完成医疗文书归档和工作总结的过程。

（一）返航

完成直升机医学救援任务后，医护人员随直升机返回基地。

（二）直升机的清洁、消毒

返回基地后，应对机舱进行全面彻底的清扫、整理和消毒。机上消毒应采用高效、快速、安全和使用方便的消毒剂。

（三）补充物资、保养装备

执行完任务的医护人员需对药品、消耗性物品补充和更新，并对医疗设备进行维护和保养，经双人核对后封存。

（四）工作总结

直升机医学救援任务结束后，对执行任务情况进行总结，并整理患者资料和医疗文书进行归档保存。

直升机转运（急救）流程图，如图6-1所示。

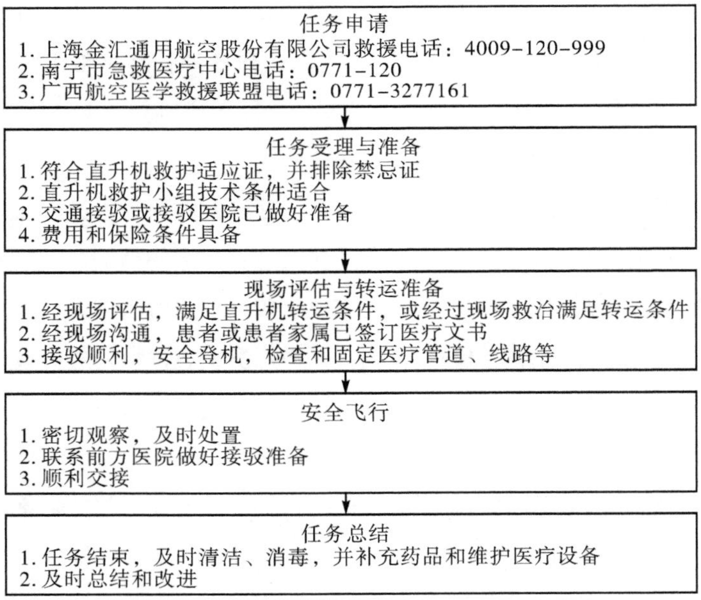

```
┌─────────────────────────────────────────────────────┐
│                    任务申请                           │
│ 1.上海金汇通用航空股份有限公司救援电话：4009-120-999  │
│ 2.南宁市急救医疗中心电话：0771-120                    │
│ 3.广西航空医学救援联盟电话：0771-3277161              │
└─────────────────────────────────────────────────────┘
                         ↓
┌─────────────────────────────────────────────────────┐
│                  任务受理与准备                       │
│ 1.符合直升机救护适应证，并排除禁忌证                  │
│ 2.直升机救护小组技术条件适合                          │
│ 3.交通接驳或接驳医院已做好准备                        │
│ 4.费用和保险条件具备                                  │
└─────────────────────────────────────────────────────┘
                         ↓
┌─────────────────────────────────────────────────────┐
│                 现场评估与转运准备                    │
│ 1.经现场评估，满足直升机转运条件，或经过现场救治满足转运条件 │
│ 2.经现场沟通，患者或患者家属已签订医疗文书            │
│ 3.接驳顺利，安全登机，检查和固定医疗管道、线路等      │
└─────────────────────────────────────────────────────┘
                         ↓
┌─────────────────────────────────────────────────────┐
│                    安全飞行                           │
│ 1.密切观察，及时处置                                  │
│ 2.联系前方医院做好接驳准备                            │
│ 3.顺利交接                                            │
└─────────────────────────────────────────────────────┘
                         ↓
┌─────────────────────────────────────────────────────┐
│                    任务总结                           │
│ 1.任务结束，及时清洁、消毒，并补充药品和维护医疗设备  │
│ 2.及时总结和改进                                      │
└─────────────────────────────────────────────────────┘
```

图6-1　直升机转运（急救）流程图

第二节　灾害航空医学救援流程

一、任务受理与准备

（一）任务来源

在发生区域灾害时，政府发布灾害救援通告，并启动航空医学救援预案。一般由灾害救援指挥部或卫生行政部门下达任务，由航空医疗救援基地和通用航空公司共同承担救援任务。

（二）任务计划

灾害条件下，灾区自然环境和直升机起降所需的地面环境有可能产生剧烈变化，航空医疗救援基地和通用航空公司应充分考虑极端条件，共同制订任务计划。一般灾害航空医疗救援任务有以下 3 种情况。

（1）信息收集。直升机飞抵指定区域巡航，从空中获取灾区概况，包括受灾范围，建筑、交通的损坏程度，开辟临时起降场的可能性等。

（2）搭载救灾人员与物资投放。搭载救灾指挥员或信息员到达灾区指定位置，也可以运用部分应急救灾物资投放到指定位置，如运送建立临时伤员分拣中心所需的物资等。

（3）批量伤员转运。配合地面伤员转运系统，优先转运急危重伤员，或者快速撤离受困群众。

（三）任务准备

（1）为执行信息搜集任务，应该在常规任务准备好的前提下，携带望远镜、照相机等侦察设备，必要时搭载有经验的空中搜救人员一起执行信息搜集任务。

（2）为执行搭载救灾人员与物资投放任务，必须明确登机人员，到达地点，物资种类、体积和质量等，并保持与任务来源部门的沟通。

（3）为完成批量伤员转运任务，必须与灾区伤员分拣中心和后方医院保持密切联系，任务小组做好意外风险防范和准备。比如多带饮用水、干粮、照明用具、电源等物资。

二、现场救治阶段

（一）现场评估

（1）建立临时起降场。根据空中侦察情况，谨慎开辟临时起降场，一般应设在城市广场、校园操场等处。如果地面已建立临时伤员分拣中心，应与其取得联系，并保持沟通，共同确定安全起降场，以便开展后续工作。临时起降场需要指定专人负责，并维持现场秩序，确保直升机起降安全和提高直升机的起降效率。

（2）建立接驳流程。与灾害救援指挥部取得联系，或与临时伤员分拣中心建立联系，确认伤员接驳流程。

（3）临时起降场动态调整。灾害情况下，临时起降场需要多次使用，机组人员应尽快熟悉以便选择高效安全的出入航线。另外，安全的起降场随着灾害进展可能会变得不安全，要做好及时更改的准备。

（二）转运前的救护准备

（1）第一次乘坐直升机的人员要做好安全教育工作，履行必要的手续，如购买保险等。

（2）由通用航空公司专人把关，排除影响飞行安全的物资，如易燃、易爆物品等。

（3）伤员转运前的准备，可参考本章第一节。需要说明的是，灾害环境下伤员的救护必须符合灾害救援伦理学，并遵守指挥部的指令要求。

（三）组织登机

因灾害造成的心理压力和环境影响，更应该注意有序、安全地登机。

三、空中转运阶段

灾害环境下，地面支援系统可能出现不同程度的瘫痪，机组人员应该特别注意与灾害救援指挥部保持密切的联系，获得航空管理、地勤、气象、交通等部门的支持。

四、任务总结阶段

灾害医学救援意义重大，经验宝贵，必须及时总结和改进。每次任务完成后，均应在航空医疗救援基地或更大范围内进行讨论，包括现场经验，不足之处，技术、设备、物资的需求缺口等。灾害救援结束后，将总结汇集成册，以供借鉴。灾害航空医学救援流程，如图6-2所示。

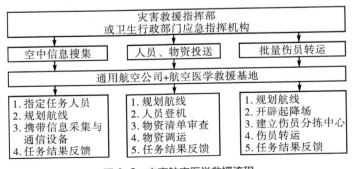

图6-2　灾害航空医学救援流程

第七章 创伤患者直升机救护

据统计,创伤是造成 1～44 岁人群的首位死因,也是国内外急救服务系统(EMS)的主要内容。在发达国家,创伤患者直升机救援已经相当普遍,与地面救护服务系统相辅相成,有效纳入创伤救治体系。我国直升机救护服务经验有限,集中于急危重患者的院间转送、现场救援与地面急救服务,且融合程度不高,以下结合航空医学救援基地的实践经验,对创伤直升机救护试述如下。

第一节 创伤患者直升机救护的基本原则

一、创伤患者直升机救护的适应证和禁忌证

创伤患者直升机救护适应证和禁忌证的把握要以患者利益为准。需考虑 3 个方面:一是直升机救护是否比其他转运方式更节省时间;二是节省的时间对患者的救治是否至关重要;三是是否值得付出更大的经济成本和承担飞行风险。

二、创伤患者直升机救护技术

传统的创伤救护基本技术包括止血、包扎、固定、搬运,战地创伤救治技术还包括通气和输血。从我国民用市场直升机救护服务发展的趋势来看,直升机救护作为高端的服务项目,必将沿着"把急诊手术室+ICU 送到伤员身边"的方向发展下去。这就要求直升机救护小组具备生命监护支持技术和一定的创伤外科手术技术,这些技术可以从初级创伤救治(PTC)或高级创伤救治(ATLS)培训中移植。另外,在灾害条件下,救护型直升机有可能是第一批到达灾区的救援力量,救护小组应掌握一定的成批伤员分拣和灾害心理支援技术。

三、创伤救护的基本工作流程

(一)救援申请与业务受理

首先由航空医学救援基地呼叫中心受理,然后由航空医学救援专家评估适应证,最后由通用航空公司评估飞行条件,启动各项准备。

（二）响应准备

航空医学救援基地所属医院根据伤员伤情开始人员、医疗器械、药品、必要的物资的准备。由通用航空公司规划航线，同时通知相关人员做好地面支援、起降场接驳等准备工作。

（三）现场救护

直升机飞抵现场后，相关人员开展现场救护和转运前的准备工作，包括医疗文书签订等。如果需要携带救灾物资或有随乘人员，应进行物资交接，并告知机组人员随乘人员的人数。

（四）返航

飞行途中，医护人员应对伤员密切监护，如伤情突变应及时处置。机组人员在直升机即将到达目的地前应报告前方降落场做好接驳准备，以便交接工作。

（五）总结

直升机救护任务结束后，对执行任务情况及时总结，以便改进服务质量。

四、创伤患者直升机救护注意事项

（一）把握适应证，做好评估

创伤直升机救护除把握适应证，还应做好评估工作，内容包括伤情、预后、机上救护能力、天气条件、费用等多方面。同时，必须把患者利益放在首位。

（二）做好转运前的准备

直升机舱内空间有限、设备拥挤，而且飞行受低空气流影响较大，飞行途中难以实施复杂的技术操作。因此，应该争取在地面准备阶段做好各项应急工作，如气道控制、胃管置入、尿管置入、微泵药物储备等。

（三）做好流程衔接

直升机转运涉及航空管理、气象、地勤、医院、保险等，有时甚至需要卫生、公安、消防等部门配合。因此做好信息沟通，是顺利完成航空医学救援任务的关键。

（四）重视心理疏导

医护人员应掌握一定的心理医学知识和心理治疗技能，这对于改善医患关系，增加患者及其家属的依从性，顺利完成航空转运任务大有益处。

（五）规避法律风险

直升机救护从业人员应获得相应资质，能规范书写医疗文书，能与患者及其患者家属及时沟通，并获得授权和谅解。此外，进行规范的交接可以最大限度地降低法律风险。

（六）及时总结经验，持续提高服务质量

目前，我国创伤直升机救护经验缺乏，每次救援任务结束后应及时总结经验和分析不足，以便持续改进服务质量，这对于保障直升机救护安全，促进航空医学救援事业发展具有重要意义。

第二节　各类严重创伤患者直升机救护的要点

由于创伤的损伤部位和程度不同，在临床实践中呈现多样性，特别是在院前急救或灾害环境下，创伤直升机救护面临巨大的不确定性。严重创伤直升机救护要点既包括常规救护，也包括特殊救护，如严重颅内积气在高空有可能导致脑疝加重；在飞行途中，晕机患者容易呕吐等。以下分别就颅脑损伤、颈部外伤、胸部外伤、腹部外伤、脊柱与脊髓伤、四肢外伤、多发伤、失血性休克等方面进行简要阐述。

一、颅脑损伤

颅脑损伤无论是在和平时期还是在战时都居创伤的第二位，仅次于四肢骨折，但其死亡率却居首位。颅脑损伤常常合并面部、颈部损伤，救治重点是防治继发性脑损伤，妥善处置并发症及合并伤。

（一）伤情评估

根据受伤时间、致伤因素、头部受力情况、伤后简要病情变化、已进行的检查和治疗等，初步评估脑损伤程度及对呼吸、循环等系统的影响。具体包括昏迷程度、脑干损伤程度、窒息风险、循环衰竭风险、救治预期、转送主要风险等。昏迷程度 GCS 评分法，见表 7-1。

表 7-1　昏迷程度 GCS 评分法

项目	评分
睁眼	自发睁眼 4 分
	语言吩咐睁眼 3 分
	疼痛刺激睁眼 2 分
	无睁眼 1 分

续表

项目	评分
语言	正常交谈 5 分
	言语错乱 4 分
	只能说出（不适当）单词 3 分
	只能发音 2 分
	无发音 1 分
运动	按吩咐动作 6 分
	对疼痛刺激定位反应 5 分
	对疼痛刺激屈曲反应 4 分
	异常屈曲（去皮质状态）3 分
	异常伸展（去脑状态）2 分
	无反应 1 分

早期诊断颅内血肿的依据如下：

（1）伤后有清醒或好转的病史，意识障碍进行性加重。

（2）出现头痛、呕吐、躁动不安等颅内压增高与脑膜刺激征。

（3）出现脑组织受压现象。

（4）幕上血肿，侧瞳孔先缩小继而逐渐扩大。

（5）枕部有骨折，且骨折线跨越横窦，有脑组织受压征，虽瞳孔尚无改变，仍考虑幕下血肿。

（6）开放性脑损伤。

（二）现场急救

颅脑损伤现场急救的目的在于为原发性损伤提供恢复的条件，避免或减轻继发性损伤，防止并发症。

（1）迅速将伤员带离现场。

（2）了解病情。对伤员进行全面检查，要求动作轻柔且迅速。重点检查意识、瞳孔、眼球的运动变化及神经定位体征、生命体征是否平稳等。昏迷、意识障碍进行性加重、频繁呕吐等是伤情较重的指标。

（3）保持呼吸道通畅。尽快清除伤员口鼻及呼吸道的异物和分泌物，保持呼吸道通畅。昏迷者可采用侧俯卧位，或放置咽部通气管，必要时可行气管插管或气管切开术，并给氧。

（4）伤口止血、包扎。有创面活动性出血者，应迅速止血。当外耳道和鼻孔流出脑脊液或血液时，不能用手绢或棉球去堵塞。嵌于颅内的致伤物如尖刀等，在护送过程中切不可撼动或拔出，应做一个保护圈置于脑突出的四周，再用无菌敷料覆盖，做简单包扎，并有效固定。

（5）失血性休克的处理。应迅速止血、补充液体和输血。如因非头皮裂伤失血过多引起的休克，应想到复合伤的可能，在积极抗休克的同时，应详细检查并再次评估，及时发现和处理复合伤。

（6）脱水治疗。有颅内压增高可考虑使用甘露醇或呋塞米脱水等对症治疗。

（7）慎用镇静药物。例如，慎用吗啡、哌替啶或大量的镇静药物。

（三）转运指征

一般来说，GCS评分为13～15分，呼吸及循环系统稳定，合并伤已妥善处置的伤员应尽快安排转运。若已出现呼吸、循环功能障碍等典型脑疝特征的患者则应就地抢救，经过积极治疗，待呼吸、循环功能障碍情况得到控制后方可转运。若合并全身其他部位有活动性出血者，须彻底止血后方可转运。伴有严重休克及严重失血者，应在积极采取抗休克治疗的同时考虑转运。若属脑疝晚期，双侧瞳孔散大，呼吸和循环系统衰竭，应判定为失去转运价值。

（四）转运与监护

转运前经过救治，伤员的伤情虽趋于稳定，但多数伤员仍处于脑水肿期，伴有不同程度的意识障碍，呼吸道分泌物增多等症状，昏迷者尤为明显，其咳嗽、吞咽反射减弱，容易造成呕吐物误吸而窒息。因此，飞行途中应加强对伤员的监护，目的是随时了解病情发展，以及时发现和处理意外情况，进而防止并发症的发生。

（1）机上安置。清醒的伤员一般采取平卧位，头部抬高15°～30°。GCS评分≤8分的伤员，应积极实施气管插管以保持气道通畅，防止呕吐物误吸导致窒息。对可疑颈椎损伤者，给予颈托固定，以防脊髓损伤。

（2）伤情监测和处理。

①意识状态。严密观察伤员的意识变化，特别注意有无昏迷、清醒再昏迷现象，是否有头痛加剧，意识状态恶化等情况。

②生命体征的变化。重点观察伤员呼吸的频率、节律，血压的动态变化，以及皮肤的色泽、温度等，这些都能提示病情变化的情况。

③瞳孔变化。观察伤员双侧瞳孔形态、对光反射的灵敏度，以便判断有无颅高压、脑疝的发生。例如，出现脑疝，应及时抢救，不可延误。

④气压变化影响。例如，一旦出现伤员术后头部减压窗张力明显增高时应及时给予脱水治疗。

⑤管道固定和保持通畅。例如，引流管、吸氧管、导尿管、气管插管等。注意保持输液管道的通畅，并根据病情变化调整相应的急救药物和输液速率。

⑥保持呼吸道通畅。及时清理伤员呼吸道分泌物，呼吸严重困难的伤员行气管插管，已行气管切开者，应及时吸出呼吸道分泌物，并持续吸氧。

⑦维持水、电解质平衡。进行脱水治疗的患者，还应留置导尿管，观察和记录尿量与性状等。

⑧妥善交接。

二、颈部外伤

严重颈部创伤极易伤及颈部大血管、气道和颈髓等，进而出现大出血、窒息和高位截瘫，还可能导致伤者迅速死亡。严重颈部损伤一般合并头部创伤和其他部位创伤，现场急救的主要任务是维持气道通畅和避免二次损伤，以及及早发现和干预其他部位的隐蔽损伤。

（一）伤情评估

通过病史、生命体征等快速评估创伤情况，判断是否有大出血、气道压迫、颈椎损伤等，以及是否有颅脑、胸部等其他部位损伤。如果是院间转运，应该充分了解伤情的影像资料和手术记录。

（二）现场急救

现场急救的主要任务：一是检查出血情况，并适当止血；二是了解颈部损伤情况，并妥善固定颈椎。颈部创伤后最大的危险是窒息、大出血及高位截瘫，伤后的死亡率较高。因此对颈部创伤进行及时、正确和恰当地早期处理甚为重要。其现场处理原则为先开放气道，建立有效的呼吸通道后直接压迫伤侧颈动脉。颈静脉出血者应及时用纱布块压迫封闭裂口，防止空气栓塞。条件允许时，同时向下扩大皮肤切口，于近心端结扎静脉。

（三）转运指征

神志清楚，无明显呼吸困难，生命体征稳定的伤员可积极转运。伴有意识障碍（神志恍惚、昏迷），呼吸困难，呼吸道分泌物多者，一般应在常规气管切开的情况下转运。经气管切开辅助通气，缺氧状况无明显缓解者应考虑胸部合并伤，暂缓直升机转运。颈部血管损伤者，经手术修补结扎后，无活动性渗血，观察 24 h 后方可考虑转运。

（四）转运与监护

颈部损伤者应在颈托固定良好的情况下搬动和转运。

（1）机上安置。根据伤员伤情采取相应的体位，一般采取半坐位，方便肺部呼吸运动，利于咳嗽和及时咳出分泌物，避免吸入性窒息的发生。

（2）机上监测与护理。直升机航空环境对颈部创伤患者的影响主要是振动造成的骨折移位、异物移动损伤血管、血管结扎线松脱而引起的出血，以及血肿凝血块、碎骨片、异物等落入呼吸道造成窒息。直升机上必须严密监测生命体征，尤其是呼吸情况，注意保持伤员呼吸道通畅，及时吸痰和给氧。检查伤员颈托是否牢固，同时保持畅通的静脉输液通道，便于紧急处理时给药。

三、胸部外伤

胸部外伤在自然灾害和意外事故中均常见，最严重的是纵隔损伤，此类情况比较少见，但常常使伤员在短时间内死亡。胸部外伤现场救护的重点是维持气道通畅和保证生理呼吸运动。

（一）伤情评估

胸痛与呼吸困难是胸部创伤的主要症状，需根据患者的外伤病史、胸痛部位、呼吸运动度、呼吸音和呼吸困难的程度评估患者胸部创伤的严重程度。重点发现呼吸道梗阻、反常呼吸运动、开放性血气胸、张力性气胸，以及循环不稳定等危急情况，并及时纠正。

（二）现场救治

现场救治的原则为保持呼吸道通畅和胸部完整，恢复呼吸和循环功能，解除血气胸和心包填塞的压迫症状，防治胸腔内感染。

（1）保持气道通畅，及时清理呼吸道。

（2）开放性气胸伤员，应立即用急救包、衣物、毛巾或手掌堵塞伤口，范围超过创缘 5 cm，变开放性气胸为闭合性气胸。当有血气胸或张力性气胸时，应立即进行胸腔穿刺术或闭式引流术，排出胸腔积气和积液，降低胸内压。

（3）连枷胸伤员，应迅速纠正反常呼吸运动。如胸壁加压包扎固定或牵引固定，必要时进行控制性机械通气，注意保持气道通畅，限制输液量，同时给予镇痛治疗等。休克或呼吸窘迫者应立即进行气管插管。

（4）对有心包填塞者，在抗休克治疗的同时，应立即进行心包穿刺减压或紧急手术。

（5）肺部实质性出血一般可自行止血，但肋间或胸壁血管活动性出血时，应进行结扎或缝合止血。

（6）伤员胸部挤压出现窒息倾向时，除为防止休克给予止痛药、镇静药外，需行气管插管或气管切开术。经抗休克治疗后，血压仍不稳定，并伴有心率快、胸痛、咯血等症状时，应排除有无肺损伤。

（7）排除其他部位复合伤，不能回答问题或有神志恶化者，应考虑有颅脑损伤。颈后疼痛、压痛应怀疑颈椎骨折或脱位。

（8）严密观察伤员呼吸、血压、脉搏、神志的变化。

（三）转运指征

多数胸部损伤者经过适当处理后即可转运。如呼吸和循环系统稳定后，应尽早转运；单纯胸部软组织损伤和单纯肋骨骨折，经清创、固定、镇痛等处理后即可转运；多根或多处肋骨骨折或胸壁软化进行治疗使胸壁稳定后，无呼吸功能障碍者可以尽快转运；胸腔积气，经持续引流者可以安全转运。如果经过急救处置，呼吸及循环系统情况仍不稳定或持续恶化的胸部损伤者是否能够使用直升机转运，则需要比较地面救护系统优势和区域创伤中心服务能力等因素，做出综合判断。

（四）转运与监护

（1）严密观察伤员的生命体征及意识变化情况，如是否出现烦躁，以及皮肤湿冷的现象。应及时监测伤员的血压、脉搏，及早发现并发症。

（2）观察伤员有无呼吸困难、发绀及其他缺氧表现，检查气管位置是否居中，并观察呼吸运动度、胸廓和肋间隙的饱满程度等。

（3）一般情况下，伤员宜采取仰卧位，呼吸困难者，可采取半卧位，并嘱伤员进行腹式呼吸，以减轻疼痛。

（4）合并食管损伤者，应禁水、禁食。胸部挤压或有冲击伤的伤员，要避免过量输液或输血，防止肺水肿的发生。

（5）有胸腔闭式引流患者，最好使用带单向阀门的引流装置，观察引流管是否通畅和固定良好。观察引流液的量和性状等，并了解出血、渗出情况。在伤员咳嗽排痰时，要注意保护伤口，并轻提引流管，防止管道摆动引起疼痛等。伤员翻身活动时，应避免牵拉、扭曲、折叠引流管。需要说明的是，目前常用的水封瓶引流装置并不适合野外救援或直升机转运，而采用干式密封引流装置更为合适。

（6）对病情危重或气管切开的伤员，应持续给氧，并有专人护理，注意及时清除伤员气管内的分泌物。

四、腹部外伤

腹部外伤包括腹壁损伤和腹腔脏器损伤，救护重点是判定有无腹腔脏器损伤并及早和适当干预。

（一）伤情评估

评估的目的是判断伤员有无空腔脏器损伤、实质性脏器损伤或有无严重出血、休克的征象。可以通过询问伤员病史、查体和阅读检查资料进行初步判断。院间转运判断不难，但现场救援对医护人员的基本技术要求很高。一般来说，腹痛呈进行性加重和腹痛范围扩大，为腹腔脏器损伤的重要表现。空腔脏器损伤引起的腹痛更为剧烈，且伴有腹肌紧张、压痛、反跳痛等腹膜刺激征；而实质性脏器损伤时，持续性腹痛不是很剧烈，腹膜刺激征也较轻，但早期伴有失血性休克表现。现场超声检查或腹腔穿刺对闭合性腹部损伤的初步诊断很有价值。

（二）现场急救

首先应保持伤员呼吸道通畅，控制活动性的外出血，维护呼吸、循环功能。其次应建立静脉通道，加快输液，补充血容量，防止休克。腹部浅表伤口可予以包扎。若有开放性内脏脱出，切忌推回腹腔，以免污染腹腔，可用大块敷料加以遮盖，然后用碗（或用宽皮带做保护圈）盖住脱出的内脏，防止其受压，外面再予以包扎。如脱出的肠管有绞窄可能，可将伤口扩大，将内脏送回腹腔，因此时要注意的是肠坏死而不是感染。脱出的内脏如有破裂，可用血管钳钳住后一并包扎在敷料内。注意禁食、禁饮，必要时可进行胃肠减压、肛管排气、留置导尿，同时观察胃肠引流液的性状和尿量。未明确诊断前不可随便应用止痛药，以免掩盖病情。

（三）转运指征

直升机起飞或降落时，速度的迅速变化会引起失重与超重，给腹部损伤的伤员带来一系列的生理变化，如严重的胃肠道胀气、腹痛、胃肠穿孔，以及影响呼吸、循环功能等。一般认为，腹部创伤手术后的伤员，在伤口愈合或基本愈合的情况下，直升机转运是安全可靠的。胃肠道手术后的伤员，一般可在术后第 5 天转运。如果必须尽快转运，需满足如下条件：一是胃肠已排气；二是腹部实质性脏器损伤经手术修补或切除后，生命体征平稳，无明显腹胀，可听到肠鸣音；三是腹部损伤手术后保留有胃肠减压管、腹腔引流管及导尿管，术后无其他并发症且生命体征稳定的伤员，可在束腹带或用其他方法加压包扎腹部的条件下，术后 48h 可考虑转运，同时应注意登机前进行胃肠减压。如果腹部损伤诊断尚不明确，特别是怀疑肝脾破裂而未进行手术探查的伤员，应当尽快明确诊断，完成初步医疗处理，病情稳定后方可转运。

（四）转运与监护

（1）严密观察伤员的生命体征变化，尤其要注意有无休克现象。

（2）观察伤员腹部情况，如有无腹胀、腹痛，如有应了解其程度、范围，腹部敷料有无渗出及渗出液的量、颜色、气味等。如出现腹胀、腹痛症状加剧，应排除外伤之外的原因后可下降飞行高度。

（3）使伤员取半卧位以减轻腹壁张力，从而减轻伤员痛苦，同时便于腹腔内液体的引流与局限。

（4）严重腹胀者，应进行持续的胃肠减压或持续负压吸引，同时试行肛管排气，严重胃潴留或严重肠胀气伤员不适合空中转运。

（5）对结肠造瘘者，应根据情况及时更换粪袋及敷料，保持局部清洁。

（6）手术后，伤员常有各种引流管道连接引流装置，要妥善固定，防止滑脱和扭曲折叠，保持引流通畅，并观察各种引流物的量、性状，并及时记录。

（7）要禁饮、禁食，可用盐水棉球湿润伤员口唇。

（8）维持水、电解质和酸碱平衡。

五、脊柱与脊髓损伤

脊柱损伤多伴有脊髓损伤，脊髓损伤后常出现肢体瘫痪、感觉障碍及大小便功能障碍等，严重者可出现呼吸麻痹，甚至死亡。救护重点是妥善固定伤员和抑制继发损伤，防止并发症。

（一）伤情评估

对伤情评估时首先要判断有无致命性的复合伤。其次是判断有无脊柱损伤、脊髓损伤、合并损伤（如骨折导致的），以及脊髓损伤是否对生命造成威胁。实践中常根据受伤机制、疼痛部位、截瘫平面、呼吸及循环系统情况等临床特征综合判断。颈髓完全性损伤，呈现四肢瘫痪，并伴有不同程度的呼吸及循环系统障碍；胸腰髓损伤，常出现双下肢截瘫；脊髓骶尾损伤，则仅出现大小便障碍，会阴部感觉障碍。

（二）现场处理

应优先处理致命性的复合伤，如开放气道，固定颈椎，维持呼吸、循环功能，控制大出血和抗休克等。判断损伤部位和有无截瘫，妥善固定脊柱，防止继发性脊髓损伤。必要时给予留置导尿管。

（三）转运与监护

如脊髓损伤者生命体征稳定，一般情况良好可进行直升机转运。高位截瘫者，应无明显呼吸困难方可转运，否则应该在维持呼吸及循环功能下转运。

空中监护需特别注意以下几个问题。

（1）让伤员保持安静，可适当使用镇痛、镇静药物。

（2）对截瘫伤员，应严密观察其呼吸情况，并进行常规给氧。对有呼吸困难及发绀表现者，需行气管切开术，使呼吸道通畅，并辅助呼吸。已行气管切开术者，应做好气管切开后的护理。

（3）确认脊椎骨折是否已用腰围固定，腰围应超过伤员腹部。在转运前，应将腰围解松。途中观察伤员腹部情况，防止肠蠕动功能减弱或麻痹引起的严重腹胀，必要时应予胃肠减压及肛管排气。

（4）对于尿潴留者，应留置导尿管，并妥善固定。

六、四肢外伤

四肢外伤包括四肢软组织、骨和关节损伤，是全身各部创伤发生率最高的部位。创伤造成的骨关节损伤，多伴有严重的骨折、关节脱位和软组织损伤。救护重点是妥善处置合并伤，防止四肢创伤严重出血和降低神经损伤风险，为运动功能重建提供条件。

（一）伤情评估

进行全面的体格检查，注意有无遗漏的致命损伤。先检查呼吸、循环和神经功能，再按顺序检查头颈部、胸腹部、骨盆、四肢等。明确四肢创伤的出血程度、神经损伤程度，评估康复预期和转运风险。

（二）现场救护

妥善处置威胁生命的合并创伤，防止严重的四肢创伤出血，适当固定和给予镇痛治疗，妥善保存残肢。

（三）转运与监护

转运时应以卧位为主，力求平稳舒适，减少振动。应随时观察伤情变化，并采取相应的救护措施。检查肢体包扎是否正确，固定是否良好，松紧是否合适，有无肢体肿胀，伤肢远端皮温、色泽、末梢循环及动脉搏动是否良好，可适当抬高患肢，于肢体下垫软枕，保持舒适体位。当伤员出现肢体疼痛加剧而不能用一般伤口的疼痛解释时，应警惕肌筋膜间隙综合征的可能，必要时拆除包扎绷带及固定材料，充分减压，必要时给予镇痛、镇静及脱水治疗，或下降飞行高度。如伤口渗出液增多，浸湿敷料，应及时更换敷料并检查伤口情况。危重伤员，应给予吸氧，并保留静脉输液通道。

（四）断指（肢）的保存与转运

（1）断指（肢）的近侧端应用清洁敷料加压包扎。如果血管完全离断收缩，通过加压包扎可以有效止血。但如果不恰当地使用止血带，可能引起近侧指（肢）体止血带远端坏死，一旦去除止血带常会出现止血带性休克，因此近侧指（肢）体最好不要用止血带。如出现不能控制的大出血而必须使用止血带时，每小时应放松 1 次，放松时用手指压住近心侧的动脉主干，以减少出血。对于大部断离的指（肢）体，在运送前应用夹板固定伤肢，以免在转运时再度损伤。

（2）断离下来的指（肢）体，其断面用消毒敷料覆盖或无菌巾包起来，以减少感染。转运时，设法将断离部分的指（肢）体用干燥冷藏的方法保存。先装入塑料袋，袋口收紧后放入不漏水的容器，上盖后放入盛有冰块的保温瓶中随机转运。不可将指（肢）体与冰块直接接触，切忌将指（肢）体浸泡在任何液体中，包括生理盐水。

七、多发伤

多发伤是指在同一致伤因子的作用下，引起身体两处或两处以上解剖部位或脏器的创伤，其中至少有一处损伤会危及生命。常见于交通事故、爆炸性事故、矿场事故、高处坠落等。多发伤的创伤部位多，伤情和组织破坏严重，常伴失血性休克或创伤性休克，可导致患者免疫功能紊乱或高代谢状态，甚至出现多器官功能障碍综合征（MODS），若不及时救治病死率非常高。

（一）伤情评估

伤情评估的目的是明确威胁伤员生命的主要原因，以及通过现场干预后是否应该或能够经过空中转运至创伤中心。伤情评估的主要方法是快速进行体格检查，可按"CRASH PLAN"顺序指导检查，即 Cardiac（心脏）、Respiration（呼吸）、Abdomen（腹部）、Spine（脊髓）、Head（头颅）、Pelvis（骨盆）、Limb（四肢）、Arteries（动脉）、Nerves（神经）。在院间转运时，有更多影像学资料或化验指标可以参考，应该对预后及转运风险进行较为全面的评估，再决定是否需要直升机转运。

（二）紧急救治与转运

有些多发伤伤员经过现场初步评估并采取急救措施，可以短暂解除生命威胁，比如肢体离断为主的多发伤已使用止血带和补液；连枷胸在现场固定和实施胸腔引流；高位颈椎损伤实施了气道控制，此类情况均可以获得转运时机。但另一些多发伤伤员，虽然经过现场急救，也无法确认短期内能否维持生命体征稳定，这通常是航空医学救援决策者面临的艰难选择。建议充分考虑地面转运与航空转运的优势和区域创伤中心的布局，以及救护队员技术水平等多种因素，再做出是否转运的决定。

八、失血性休克

失血性休克是指各种原因引起的机体大量失血、失液，心排血量及有效循环血量不足，微循环血液灌注量明显下降，使组织和器官缺血、缺氧，发生多器官功能紊乱及代谢障碍等病理及生理变化的一种综合征。其常作为严重创伤并发症出现。

（一）休克的评估

评估的内容有两个：一是休克原因与休克程度；二是是否应该或能够进行航空转运。前者可以通过创伤救治初级评估获得，如果是院间转运还可以参考更多临床资料。后者需要通过区域急救服务系统（EMS）和救护队员技术能力的综合判断。

（二）现场救治

现场救治要求：一是明确休克原因，并积极干预，如止血、补液、改善呼吸功能等；二是改善休克，增强转运耐受力。

（三）转运指征

一般来说，休克状态不适合空中转运。但如果直升机转运是唯一生存希望，应该在积极抗休克的同时尽快转运。院间转运应考虑患者预后因素，休克衰竭期原则上应该就地抢救，如血乳酸进行性升高或持续高于 4 mmol/L，一般预后很差，超过 8 mmol/L

则很难存活，已失去航空转运意义。

（四）转运与监护

失血性休克伤员病情变化快，转运途中需严密监测，随时了解病情变化情况，及时制定或修改诊疗措施，以保证将伤员安全转运。失血性休克伤员的机上监护重点如下。

（1）严密观察伤员的生命体征，如血压、脉搏、呼吸、意识、表情、反应力、面部及肢体皮肤的温度和颜色等，随时掌握伤员伤情变化及转归情况，及时调整治疗方案。

（2）留置导尿管者，观察并记录每小时尿量。

（3）对穿休克裤的转运者，特别是在飞机上升和降落时，要注意休克裤压的变化。

（4）及时纠正伤员酸中毒，酸中毒是反映组织灌注不足和休克程度的重要指标，pH < 7.20 时需要积极处理，一般给予 5% 碳酸氢钠纠正。

（5）进行乳酸检测，血清乳酸较代谢性酸中毒更能够反映组织灌注不足和休克程度。

第三节　单个伤员直升机救护流程

创伤直升机救援是常见服务项目，本节结合常见创伤病种讲解单个伤员直升机救护各环节的注意事项。

一、任务受理与准备阶段

（一）救援申请

如需要直升机救护服务时，可拨打上海金汇通用航空股份有限公司救援电话：4009 - 120 - 999。南宁市急救医疗中心电话：0771 - 120。广西航空医学救援联盟电话：0771 - 3277161。

（二）业务受理

首先登记求助信息，随后由航空救援基地所属医院评估适航性和伤员的伤情，初步给出是否适合直升机救护的回复。

（三）任务准备

（1）飞行方面的准备。明确适航性，制订转运方案并规划航线，明确直升机起降时间和地点，细化起降场与医疗机构的接驳流程。

（2）医疗救护方面的准备。

①救护小组对接现场求助人，已在医院治疗的应联系主管医师，了解具体伤情，确认是否适合实施直升机转运。

②必要时调配救护小组的医师和护士。

③做好救护所需的医疗器械和药品的准备工作。

④指导伤员现场自救和互救，如转移到安全区域、包扎止血、看护等。

⑤请当地医院配合转运前的准备，如建立高级气道，持续镇静，置入胃管、尿管等。

（3）登机起飞，告知前方降落场做好接驳准备。

二、现场救治

（一）现场评估

（1）临时降落场的安全评估。主要依靠机组人员执行。

（2）接驳评估。需要由通用航空公司的医务经理协调和机组人员根据现场情况做出综合判断。

（3）伤情评估。由医护人员重点对伤员的气道、呼吸系统、循环系统、主要脏器功能的评估，充分考虑预后风险，并与伤员或其家属沟通，确定是否可以立即转运或是否需要紧急干预后转运。如不适合直升机转运或其家属放弃转运，应及时报告航空救援基地并返回。

（二）转运前的救护准备

（1）院前急救。现场救治应遵循"保存生命第一，恢复功能第二，顾全解剖完整性第三"的原则实施抢救，并保持伤员的呼吸道通畅，保证其呼吸、循环系统的稳定，及早实施空中转运。

以下是我国医学专家总结的通用急救经验。

①"三快"，即快抢、快救、快送。如实评估伤情，在条件允许的情况下，迅速将伤员转移至安全地带，避免再次损伤。

②"七救"，包括心肺复苏、解除窒息、控制出血、改善呼吸功能、简单骨折固定、包扎伤口、防止休克。

③"五不"，一是不轻易挪动伤病员，一般就地抢救。二是不贸然拔出刺入体内的利器。三是不回纳外露骨折断端和脱出的内脏，现场予以简易包扎和保护。四是不要对胸腹部外伤的伤员随意进水、进食。五是不要对大面积灼伤的伤员无节制地饮用

淡水，如必须饮用，不宜超过 500 mL。

（2）院间转运。如果是院间转运任务，任务医师需与患者的主管医师交接，了解伤员的病情及最近变化，同时确认各类管道是否固定良好。检查镇静药物、镇痛药物、微泵药物等的存量，必要时应现场补充，最后完成交接工作。

（3）完成医疗文书。与伤员或其家属沟通航空转运指征及风险，签订直升机转运协议、直升机转运风险知情同意书和授权委托书，病情危重时需下达书面病危通知书。

（4）其他准备。如伤员为清醒状态，应告知其将进行直升机转运和飞行过程中可能出现的问题及相应的解决办法；对伤员进行必要的心理支持治疗，必要时采取镇静、镇痛治疗，防止晕动症；检查各种管道是否固定良好；检查骨折固定夹板情况，必要时替换充气夹板；检查气管置管气囊，必要时改用盐水充填等。

（三）组织登机

注意接驳过程中伤员的生命征变化，确保各类管道、导线固定有效，更换易飘动衣物，从直升机侧前方有序登机。

三、空中转运阶段

（一）机上安置伤员

一般采用卧位，正确且牢固地安放担架，或根据伤员的病情采取相应的体位。

（二）起飞前检查

连接监护设备，并妥善固定机上设备及各种管路，如氧管、引流管、尿管、心电监护线等。再次评估伤员病情，确认伤员生命体征无剧烈变化，通知机组人员准备完毕，可以起飞。

（三）飞行途中的监护和处置

直升机飞行至预定高度后，须再次确认伤员的生命体征。飞行途中持续观察伤员病情和监测其生命体征，如出现病情变化应立即通知机长并告知需进行的操作，在不影响飞行安全的情况下对伤员实施及时的处置，如吸痰、维持各类管道通畅等。在伤员病情稳定的间隙，填写并完成医疗文书。

（四）伤员信息传递

将伤员病情和救治经过反馈至地面接驳人员，以便提前做好交接准备工作。

（五）机降和离机

直升机降落前，机组人员应提前 10 min 通知机上医护人员降落的时间，医护人员降落前再次评估伤员病情和生命体征，确认伤员、机上设备和各种管路是否固定良好。直升机停稳并征得机长同意后，医护人员组织伤员沿安全路线离机。

（六）交接

组织伤员离机后，机上医护人员向接收医疗机构的医护人员介绍伤员的基本信息、基本病情、救治经过、特殊注意事项，以及交接个人物品等。交接方式有两种，一是在起降场与接收医疗机构的医护人员完成交接；二是由机上医护人员和接收医疗机构的医护人员共同护送伤员至接收医疗机构，在病房或急诊科完成交接。完成交接工作后双方医护人员在交接单上签字，医疗文书一式两份各自保存。

（七）接机后的现场救护及救护车转运

目前大部分医院没有直升机起降场，直升机只能在医院外降落，然后通过救护车转运至医院内。伤员离机转运到救护车后，应再次评估其生命体征和病情，如出现需紧急处理的情况，双方医护人员应立即进行抢救和处置，待伤员病情稳定后再进行转运。

四、任务总结阶段

任务总结阶段是双方医护人员完成伤员交接并在交接单签字完毕后，从机上医护人员随直升机返回到航空救援基地并完成医疗文书归档和工作总结的过程。

（一）返航

完成直升机医学救护任务后，机上医护人员随直升机返回航空救援基地。

（二）直升机的清洁、消毒

返回航空救援基地后，工作人员应对机舱进行全面且彻底的清扫、整理和消毒。机上消毒应采用高效、快速、安全和使用方便的消毒剂。

（三）补充物资、保养装备

执行完任务的医护人员需对药品、消耗性物品、医疗器械进行补充和更新，并维护和保养设备，经两人核对后封存。

（四）工作总结

任务结束后，机上医护人员对执行任务的情况进行小结，包括总结经验、整理伤员的资料和医疗文书，并归档保存。

单个伤员创伤救治和航空转运的工作流程图，如图7-1所示。

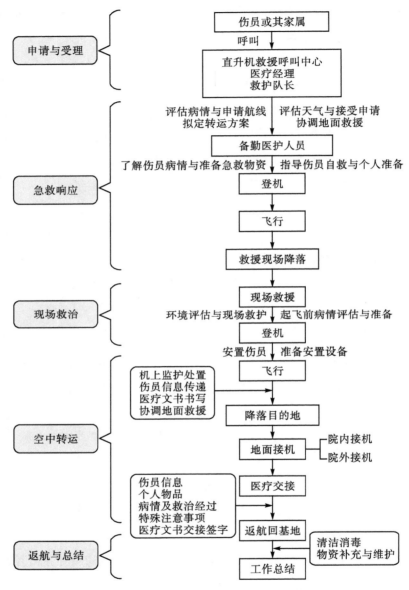

图 7-1 单个伤员创伤救治和航空转运的工作流程图

第四节 批量伤员直升机转运

批量伤员一般指 3 个或以上伤员需要同时救治的情况，任务来源可能是商业请求，也可能是灾害环境下的政府指令。前者按照较重伤员优先原则，参照单个伤员转运流程，实施多次转运或地面分流转运。后者常常发生在灾害现场，有几十个或上百个，甚至更多伤员需要短期内后送，一般需要政府统筹指挥，调配各类救援资源联合救治，并批量后送。本节模拟 100 ～ 200 人受灾情况，讨论直升机在伤员后送中的角色和作用。

一、任务来源和准备

航空医学救援基地在接到救灾指挥部或上级卫生行政部门的救援任务后，应根据任务需求立即规划航线、指派人员、携带搜救和医疗等物资、装备到达灾区或事故现场。

二、最先到达灾害现场的救护直升机的角色

在发达国家，直升机在现场救援中得到广泛使用，往往是最先到达灾区或事故现场的专业救援力量。但在我国，鲜见救护型直升机首先到达现场实施救援的报道。根据国际经验，如果救援直升机先于救护车到达灾害现场，应担负以下职责。

（1）开展灾害现场巡查。了解受灾范围、破坏程度、周边的地面交通状况、估计伤员人数等，并向救灾指挥部报告相关信息。

（2）协助相关人员勘察安全的救援区域。一般根据灾区的破坏程度、风向、地面交通情况等，确定安全的救援区域，以供直升机起降场的选址参考。

（3）开辟临时起降场。

（4）协助相关人员组建地面伤员分拣中心。

（5）做好伤员分拣中心与临时起降场的接驳工作。

三、伤员分拣中心

涉及多人伤亡的救援现场，应该在安全的救援区域设置伤员分拣中心。伤员分拣中心的功能如下。

（1）临时收容伤员，提供基本的生活和医疗条件。

（2）实施检伤分类。按照统一标准分为 4 级，即死亡、危重、重伤、轻伤。现场检伤分类标准（START 检伤分类系统），如图 7-2 所示。

（3）根据现场伤员和医疗资源的情况，实施分类救治。

①需紧急处置者（红色）。如果有危及生命的损伤，且不能等待的，需立即进行复苏和手术。例如继发于开放性创伤或挫伤后的盆腔、腹部、大腿或胸部出血者应彻底止血，并实施液体复苏，及时补充血容量；继发于面部骨折，喉、气管损伤及异

物进入所致的呼吸道梗阻者，应进行气管插管或气管切开；继发于大量血气胸或张力性气胸后呼吸困难者，应进行胸腔闭式引流和补充血容量；心脏压塞者应进行心包穿刺减压或心包引流术。

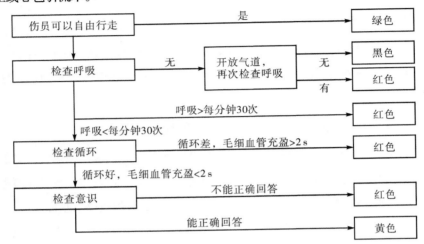

图 7-2　现场检伤分类标准（START 检伤分类系统）

②需优先处置者（黄色）。虽其伤病情不立即危及生命，但延迟处理会发生严重的并发症，需在数小时内给予手术，同时需要复苏。例如疑有胸腹部或盆腔内脏大出血者；无呼吸道梗阻但需要气管切开者；有形成脑疝危险或颅内出血、脑脊液耳鼻漏、神经系统症状和体征加重者；心脏穿通伤出血，出现心脏压塞症状者；出现轻度偏瘫症状的颈动脉损伤者。

③需常规处置者（绿色）。伤病情比较稳定，不需复苏，延迟手术也不会影响生命和转归。例如单纯擦伤、小的骨折或撕裂伤者；面积＜10%的1度和2度烧伤，以及面积＜2%的3度烧伤且烧伤部位不涉及面、手、眼、会阴及臀部者；有感染性疾病者；关节扭伤者；性质温和的化学物质爆炸伤者；虚脱者；指或趾骨折者。

④需期待处理者（黑色），主要指在医护人员到达时已死亡或处于濒死状态，伤病情极重，即使全力救治，存活的可能性也极小者。例如严重脑干损伤、脑穿透伤及昏迷者；颅脑及胸、腹腔脏器广泛毁损者；躯干大血管破裂出血伴休克者；呼吸及循环功能严重障碍伴濒死呼吸或脉搏消失者；2度烧伤面积超过50%或严重呼吸道烧伤者；生命指征完全或几乎消失，并且对输液和输血已无反应者；钝挫伤后出现的难治性休克者；多处穿透伤、严重休克伴有40%以上烧伤面积者。

（4）统筹伤员转运的主要工作如下 4 点。

①判断伤员转运的条件。病情过重的不宜后送；病情较轻的或 1 周内可以出院的伤员可不后送，就近送到临时收治点；等待手术和需要专科治疗的伤员，在伤情允许后送的前提下，可送到医疗机构进行治疗。

②确定后送方式。后送方式包括航空后送、地面（水面）转运等。

③把握后送时间。后送与救治相结合，后送途中的时间以 6 h 以内为宜。

④做好伤情交接工作。

四、优先转运的伤员

根据我国灾害的救援经验，一般在伤员分拣中心建立专家组，根据伤员的伤情和本地医疗资源，制订直升机优先转运顺序。转运顺序没有统一标准，应综合考虑以下 8 个因素。

（1）创伤威胁生命的程度。

（2）救治预期。

（3）医疗转运资源。

（4）接收医院的技术能力。

（5）与地面转运相比是否节省时间。

（6）航空医学转运技术和能力。

（7）天气条件等适航因素。

（8）航空转运的风险。

五、临时起降场接驳

临时起降场与伤员分拣中心、航空救援基地所属的医院、地勤保障部门等应建立适时的沟通，包括信息沟通、伤员交接、物资补充等，以保障转运安全和效率。

六、实施空中医疗护理注意事项

（1）向伤员简要介绍乘机常识和注意事项。

（2）起飞前，检查伤员安放和担架固定情况，纠正不正确的体位，调整和固定各种管道、导线。

（3）飞行途中，主要观察伤员的生命体征，并注意各专科护理要点，密切注视各引流物及引流量，对有包扎伤口者应注意敷料有无渗出液及肢体末梢的供血情况。

（4）同机有多名伤员时，应以危重伤员为重点，兼顾其他伤员。实施较为复杂的救治操作要与机长沟通，危机情况必须降落时，要选择临时降落场着陆。

（5）降落时，颠簸和振动较大，应注意担架的固定情况，避免伤员从担架滑脱或各种管道及导线脱落。

七、多机协同转运

如果有两架或更多直升机参与伤员转运，应当建立不同任务小组间的联系，共享信息，相互借鉴飞行和救护经验，提高工作效率。

八、空中和地面联合后送

在大规模伤员后送中，应该采用空中和地面联合转运。甘肃玉树地震救援中，大量伤员通过地面救护车转运到机场，再用直升机和固定翼飞机后送，积累了成功经验。因此，在县域范围发生的灾害或灾难性事故，可以考虑在县级医院设立直升机后送分拣点。

九、批量伤员转运中的伦理和法律问题

（1）灾难医学救援的伦理道德问题。在日常工作中，往往需要优先救治伤情最重的伤员，而在灾害环境中，需要将有限的医疗资源分配给合适的伤员，其中就包括直升机救护资源。在特殊时刻，救护队员可能要做出艰难的选择。

（2）法律风险。成批伤员转送往往是在灾害环境中进行，医疗救护突破了某些常规的救护限制，但不能突破法律、法规和医疗常规底线。比如风险告知、必要的授权、重要的医疗记录、手术记录、转运交接记录等，应该如实填写，并妥善留存。

十、批量伤员转运流程图

批量伤员转运流程图，如图7-3所示。

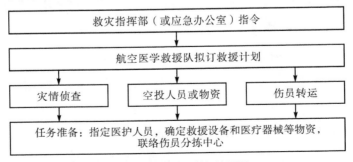

图7-3 批量伤员转运流程图

第八章　重症患者直升机救护

直升机救护起自战争时期的伤员后送，随后发展到非创伤领域的转运服务。和平时期，直升机救护服务大部分是非创伤的各类重症患者的院间转运。我国直升机救援服务方兴未艾，院间转运服务逐步发展。近年来，我国卫生行政部门高度重视急诊六大病种的急救质量提升工作，为直升机急救服务提供了广阔的发展空间。临床实践中，重症多种多样，但最基本的是循环、呼吸功能障碍，本章重点介绍循环系统、呼吸系统衰竭患者的直升机救护要点。

第一节　循环系统重症患者救护要点

循环系统疾病包括心脏和血管疾病，统称心血管病。其生理功能是为全身组织器官运输血液，通过血液将氧、营养物质等供给组织，并将组织的代谢废物运走，以保证人体进行正常的新陈代谢。心血管病重症患者均存在不同程度的缺血与缺氧表现。近年来，心血管疾病的发病率不断攀升，院前急救占比居高不下，其救治讲究时效性，因此直升机转运逐步成为医疗机构关注的焦点。直升机转运心血管病重症患者时，关键在于供氧和必要的医疗护理，只要氧气供应和空中医疗护理技术准备充分，几乎所有的心血管疾病患者都可以实施直升机转运。本节以急性心力衰竭、心肌梗死、心肌炎及休克等为例，讨论直升机转运前的救治准备与飞行途中的观察与救护要点。

一、急性心力衰竭

急性心力衰竭（AHF）是指急性发作或加重的左心功能异常所致的心肌收缩力降低、心脏负荷加重，造成急性心排血量骤降、肺循环压力升高、周围循环阻力增加，引起肺循环充血而出现的急性肺淤血、肺水肿，并可伴组织、器官灌注不足和心源性休克的临床综合征，以左心衰竭最为常见。急性心力衰竭可以在原有慢性心力衰竭的基础上急性发作或加重，发病前患者多数合并有器质性心血管疾病，可表现为收缩性心衰或舒张性心衰。急性心力衰竭常危及生命，必须紧急抢救。此类患者转运前，需增强心肌的收缩力，控制好心室率，降低心肌的耗氧量和心脏负荷。

（一）现场救治

急性心力衰竭的治疗原则是增强心肌收缩力和减轻心脏负荷。其目标是改善急性心力衰竭症状，稳定血流动力学状态，维护重要脏器功能。

（1）立即让患者取坐位或半坐位，两腿下垂或放低，以减少静脉回流，减轻肺水肿。进行生命体征监测，以便及时发现和处理可能存在的各种严重的心律失常。

（2）立即供氧，迅速有效地纠正低氧血症。一般情况下可用鼻导管供氧，严重缺氧者亦可采用面罩高浓度、大剂量吸氧，必要时行机械通气治疗。

（3）建立静脉通道，保证用药通道的畅通。

（4）药物治疗。急性心力衰竭常用的治疗药物为洋地黄制剂、利尿剂、血管扩张剂，必要时可使用吗啡。吗啡不仅具有镇静和减慢呼吸的作用，还能扩张静脉和动脉，从而减轻患者心脏的前、后负荷，改善肺水肿。但对高龄、哮喘、昏迷、严重肺部病变、呼吸抑制和心动过缓、房室传导阻滞者则应慎用或禁用。

（5）治疗原发病、消除诱因。

（6）积极处理并发症。

（二）空中转运的指征

（1）患者气促、呼吸困难症状改善。

（2）患者生命体征平稳，吸氧状态下的血氧饱和度在95%以上。

（3）患者酸碱失衡已经纠正。

（三）空中转运的注意事项

（1）直升机转运过程中，高空的距离感、气压、氧浓度的改变会使患者产生不安，甚至恐惧的情绪，应给予患者鼓励和安慰，消除患者的紧张感，必要时给予适当的镇静药物。

（2）尽量限制飞行的高度，飞行高度尽量不超过2000 m。

（3）转运过程中需持续进行心电监护监测患者的生命体征。可使用非侵入性二氧化碳波形图有效监测通气状态，以便呼吸停止时可立即发现。

（4）给予患者持续吸氧。对于急性心力衰竭的患者，空中转运过程中应给予持续氧疗。可选择鼻导管给氧，先以每分钟 1～2 L 的低氧流量开始。若无 CO_2 潴留，可给予每分钟 6～8 L 的高氧流量吸氧。密切监测血氧饱和度，使血氧饱和度维持在 95%以上。如血氧饱和度仍达不到要求，患者出现明显的呼吸窘迫，应给予无创呼吸机辅助通气。

（5）转运过程中始终保持各类管道通畅，并固定良好。

（6）准备好抢救设备及急救药品，如气管插管、除颤仪、转运呼吸机、便携式心肺复苏仪等，以及强心利尿剂、血管活性药、扩血管药物、抗心律失常药物等。由于直升机机舱狭小，要在机舱内进行人工气道的建立有一定的难度，因此转运前应做好充分的评估，对于一些有可能需要机械通气的患者应在转运前建立人工气道。

二、急性心肌梗死

急性心肌梗死是冠状动脉急性、持续性缺血或缺氧所引起的心肌坏死。临床上多伴有剧烈而持久的胸骨后疼痛，休息及硝酸酯类药物不能完全缓解，伴有血清心肌酶活性增高及进行性心电图变化，可并发心律失常、休克或心力衰竭，常可危及生命。

对于诊断明确的急性 ST 段抬高型急性心肌梗死（STEMI）的治疗，强调的是"时间就是心肌，时间就是生命"。早期快速和完全开通梗死相关的动脉血管是改善STEMI 患者预后的关键。再灌注的方法包括急诊经皮冠状动脉介入治疗（PCI）和溶栓治疗。诊断明确的急性心肌梗死，经现场紧急救治且患者生命体征平稳后，在保证供氧等条件下尽快转运。如条件允许，在现场溶栓后转院，对患者最为有利。

（一）现场救治

（1）生命体征不稳定者应尽快稳定生命体征，必要时进行心肺复苏。

（2）让患者停止任何主动活动或运动，保持情绪的平稳，降低心肌的耗氧量，减少心肌的损害。

（3）所有 STEMI 患者在明确诊断后应立即给予吸氧及心电、血压和血氧饱和度检测，及时发现和处理心律失常、血流动力学异常和低氧血症。合并左心衰竭和并发症的患者常伴有严重低氧血症，需要面罩加压给氧或气管插管，甚至机械通气。

（4）STEMI 伴剧烈胸痛患者应迅速给予有效镇痛剂，如静脉注射吗啡等。

（5）诊断明确的 STEMI 患者，直接行 PCI 治疗，尽快嚼服阿司匹林 300 mg 和氯吡格雷 600 mg 或替格瑞洛 180 mg；若选择溶栓策略，则嚼服阿司匹林和氯吡格雷各300 mg。

（6）建立静脉通道，保持给药途径的通畅。

（7）溶栓治疗，若患者发病在 12 h 以内，预计首次医疗接触到球囊扩张的时间＞120 min，或患者血流动力学不稳定，无直接 PCI 条件，无溶栓禁忌证，建议现场行溶栓治疗。药物常选择阿替普酶或尿激酶。

（二）空中转运指征

（1）心电图由超急性期进入急性期。超急性期最易发生猝死，进入急性期后，猝死率则明显下降。

（2）胸痛消失或明显减轻，无严重心律失常（如室性早搏、室性心动过速、心室颤动、三度房室传导阻滞等），无明显呼吸困难（如急性左心衰竭）。

（3）血压尽量控制在正常值范围内。心源性休克一经诊断，虽经全力抢救，死亡率仍在85%以上。如能尽快到达医院进行介入性治疗，死亡率有望降到50%。因此，心源性休克进行必要的抢救后，无须在现场过多地观察和停留。

（4）并发症已经得到有效控制。

（三）空中转运的注意事项

（1）转运全程应尽量减少搬动患者，必要时应轻搬轻放，避免过度的颠簸造成患者恐慌，增加耗氧量。

（2）给予患者鼓励和安慰，消除患者的紧张情绪，必要时给予镇静治疗。

（3）转运全程进行严密的心电监护。

（4）给予患者持续吸氧，保持静脉通路的通畅。

（5）限制飞行高度。

（6）飞行途中安排两名接受过急救相关知识培训的医护人员，医护人员应始终保持高度警觉，严密监控患者的意识、面色、呼吸、脉搏、血压、周围循环等变化。

（7）已行溶栓治疗的患者，还须监控有无出血、再灌注心律失常等情况。

（8）准备好抢救设备及急救药品。

三、急性心肌炎

心肌炎是指各种原因引起的心肌炎性损伤所导致的心脏功能受损，包括收缩、舒张功能减低和心律失常。病因包括感染、自身免疫疾病、毒素或药物毒性3类。急性心肌炎临床变化差异很大，多数表现为活动后轻微的不适，如胸闷心悸，严重者可发展为暴发性心肌炎。暴发性心肌炎是心肌炎最为严重和特殊的类型，主要特点是起病急，病情进展迅速，患者很快出现血流动力学异常（泵衰竭和循环衰竭）及严重的心律失常，并伴有呼吸衰竭和肝肾功能衰竭，早期病死率极高。《成人暴发性心肌炎诊断与治疗中国专家共识（2017年版）》指出，暴发性心肌炎更多是临床诊断而非组织学或病理学诊断，诊断需要结合临床表现、实验室及影像学检查等进行综合分析。

（一）暴发性心肌炎的治疗

采取以生命支持为依托的综合救治方案。

（1）所有暴发性心肌炎患者均应严密监测。监测内容包括心电、血压、血氧饱和度等，有条件的可进行有创血流动力学监测，包括有创动脉血压及中心静脉压、脉搏指示连续心排出量（PICCO）监测等。严密监测和控制出入量，如尿液、注射液等的出入量。

（2）绝对卧床休息，避免情绪刺激和波动。

（3）鼻导管、面罩或机械通气正压给氧治疗。

（4）给予药物改善心肌能量代谢，液体补充量应出为入，匀速补充。

（5）尽早给予联合抗病毒治疗。

（6）尽早给予糖皮质激素和丙种球蛋白免疫调节治疗。

（7）生命支持治疗。

①循环支持。对于血流动力学不稳定的暴发性心肌炎患者推荐尽早使用主动脉内球囊反搏进行治疗。在使用主动脉内球囊反搏治疗仍然不能纠正或不足以改善循环时应立即启用 ECMO。ECMO 通常与主动脉内球囊反搏结合使用，可以让心脏得到更充分的休息，为其恢复功能赢得时间。

②呼吸支持。当患者呼吸急促或呼吸困难时，即使血氧饱和度正常也应尽早给予呼吸支持，包括无创呼吸机辅助通气、气管插管等，以减轻患者心脏做功。

③血液净化及连续肾脏替代治疗。主要目的是持续过滤去除毒素和细胞因子。

（8）积极治疗并发症，如心律失常、急性左心衰竭、心源性休克。

（二）空中转运的指征

（1）确认生命体征平稳。吸氧状态下血氧饱和度在 95% 以上，血压收缩压 ≥90 mmHg，每分钟心率在 60～120 次，无恶性心律失常。

（2）血流动力学不稳定的危重患者已行循环支持治疗。

（3）酸碱失衡已经纠正。

（三）空中转运的注意事项

（1）转运全程应尽量减少搬运患者，必要时应轻搬轻放。

（2）给予患者鼓励和安慰，消除患者的紧张情绪，必要时给予镇静治疗。

（3）转运全程进行严密的心电监护。

（4）给予患者持续吸氧，保持静脉通路的通畅。

（5）限制飞行高度，减轻缺氧的情况。

（6）转运途中医护人员应始终保持高度警觉，严密监控患者的意识、面色、呼吸、脉搏、血压、周围循环等变化。

（7）准备好抢救设备及急救药品。

（8）对于已使用生命支持治疗的患者，转运过程中注意保持管道固定良好，注意观察仪器设备有无故障。

四、休克

休克是指机体在各种强烈致伤（病）因子作用下，有效循环血量急剧减少，组织血液灌流量严重不足，导致各重要生命器官和细胞的功能代谢障碍及结构损害的全身性病理过程。其主要特点是重要脏器组织中的微循环灌流不足、代谢紊乱和全身各系统的机能障碍。按病因可分为低血容量性休克、感染性休克、心源性休克、过敏性休克、神经源性休克五大类。下面以低血容量性休克、心源性休克为例讨论休克直升机救护要点。

（一）低血容量性休克

1. 现场救治

（1）进行生命体征的监测，并给氧。

（2）建立有创的血流动力学监测，如动脉血压、中心静脉压监测。

（3）有条件时应行血乳酸监测。

（4）迅速查明和纠正导致休克发生的原因，积极纠正低血容量休克的病因是治疗的基本措施。

（5）正确判断和较快纠正血流动力学和代谢功能紊乱。

（6）早期液体复苏是休克抢救的重要措施，复苏液体晶胶比宜为 2：1。

（7）对于血红蛋白＜ 70 g/L 的失血性休克患者，应考虑输血治疗，注意凝血因子的补充。

（8）在积极进行容量复苏的状况下，对于存在持续性低血压的低血容量性休克患者，可选择使用血管活性药物。

（9）有适应证的可予患者穿抗休克裤。

2. 空中转运的指征

（1）意识清楚能听从指令。

（2）出血病因已经明确，并已经进行针对性的治疗，无活动性出血。

（3）血压收缩压维持在 80～90 mmHg，平均压维持在 50～60 mmHg。老年人或高血压患者收缩压维持在 100 mmHg 左右。

（4）每分钟心率＜120 次，尿量＞0.5 mL/（kg·h）。

（5）对轻度、中度的休克患者，转运前经地面医护人员抗休克处理后病情好转的，即使休克尚未完全纠正，也可在严密的医学观察下转运。对中度失血性贫血患者，如血红蛋白为 60 g/L 以上且情况良好的，空中转运是安全的。如血红蛋白为 50 g/L，经地面医护人员处理后病情稳定，无继续活动性出血，脉搏在每分钟 120 次以下的患者可在基本纠正酸中毒后谨慎转运。

（6）剩余碱（BE）＞5，血清乳酸＜1.6 mmol/L。

（7）中心体温＞35 ℃，动脉血氧饱和度＞96%。

（8）各脏器功能基本稳定。

3. 空中转运注意事项

（1）注意患者皮肤温度与色泽、心率、血压、尿量和精神状态等一般项目的监测，以及有创血流动力学监测，如中心静脉压（CVP）、有创动脉血压监测等。

（2）监测血乳酸变化。

（3）调整患者的体位，使其头抬高 10°，脚抬高 20°，并注意保暖。

（4）对于穿休克裤的患者，要注意裤压的变化，特别是在飞机上升和降落时。

（5）持续氧疗。

（6）维持良好的静脉通道，如转运前经液体复苏还未达到效果，则继续进行液体复苏。

（7）减少搬动，必要时搬动动作要轻柔。

（二）心源性休克

心源性休克是心泵衰竭的极期表现，是由于心排血功能衰竭，不能维持其最低限度的心输出量，导致血压下降，重要脏器和组织供血不足引起的全身性微循环功能障碍，从而出现一系列缺血、缺氧、代谢障碍及重要脏器损害为特征的病理和生理过程。

1. 现场救治

（1）严密监测血压、心率、心律、血氧饱和度、尿量等。

（2）给予氧疗，常规为鼻导管及面罩给氧，必要时给予呼吸支持。

（3）适当的扩容。

（4）判断心脏功能，实行减轻心脏后负荷和前负荷疗法。

（5）根据循环的状态，正确使用血管活性药物。

（6）积极治疗心脏疾病。

（7）转运前做好充分的评估，对于一些有可能需要机械通气的患者转运前应进行人工气道的建立。

（8）如经药物积极治疗仍不能纠正休克，且有顽固性的肺水肿，出现血流动力学严重障碍冠心病的患者可考虑行主动脉内球囊反搏治疗。

（9）对引起心源性休克的基础病因已行针对性的治疗。

2. 空中转运的指征

（1）神志清醒且配合度好或神志不清不能配合但已行良好的镇静治疗。

（2）血压收缩压＞ 90 mmHg。

（3）血氧饱和度＞ 90%。

（4）60 次 / 分钟＜心率＜ 120 次 / 分钟。

（5）低灌注的状态已经得到改善，神志好转，无皮肤湿冷、发绀现象且尿量＞ 0.5 mL/（kg·h）。

（6）机械通气的患者人机配合良好，不存在人机对抗。

3. 空中转运的注意事项

（1）直升机转运过程中，应给予患者鼓励和安慰，消除患者的紧张情绪，必要时给予适当的镇静治疗。

（2）控制飞行的高度，飞行高度尽量不超过 2000 m。

（3）转运过程中需进行持续地心电监护，如监测生命体征和液体的出入量。

（4）给予患者持续吸氧，尽量使得机舱内的氧分压与地面医疗机构里的氧分压一致。

（5）转运过程中始终保持管道固定在位且通畅。

（6）准备好抢救设备及急救药品，如气管插管、除颤仪、转运呼吸机、便携式心肺复苏仪等。

第二节 呼吸系统急重症患者直升机救护要点

呼吸系统急重症患者往往存在不同程度的呼吸困难。采用直升机转运呼吸系统疾病患者，可能会因低气压和高空缺氧致肺泡内的氧分压降低，加重患者呼吸困难甚至危及生命。广西大部分区域海拔不超过 800 m，直升机按常规在低空飞行，气压变化和缺氧对人体生理影响较小。在呼吸道通畅和氧气供应足够的情况下，大部分呼吸系统急重症患者都适合直升机转运。下面以呼吸衰竭，胸腔积液和气胸，重症肺炎等为例讨论呼吸系统急重症患者直升机救护要点，并着重介绍气道管理、呼吸机使用、氧气储备等直升机救护关键技术。

一、呼吸衰竭

呼吸衰竭是指各种肺内外疾病引起的肺通气或换气功能障碍，导致人体在静息状态下不能维持有效的气体交换，发生缺氧伴或不伴二氧化碳潴留产生的一系列生理功能紊乱与代谢障碍的临床综合征。在转运此类患者时，需进行有效的治疗，改善肺通气及换气功能，使患者病情足够稳定。

（一）现场救治

总的治疗原则是在保持呼吸道通畅的前提下，改善肺泡通气、纠正缺氧和二氧化碳潴留、控制感染、防治多器官功能不全、纠正酸碱失衡和水电解质紊乱等并发症。

（1）保持气道通畅。及时清理呼吸道，必要时建立人工气道。

（2）实施氧疗。常用的氧疗方法有鼻导管法和面罩法。

（3）改善通气。主要为解痉平喘、祛除痰液、控制感染和应用呼吸兴奋药。

（4）机械通气。包括无创机械通气和有创机械通气。

（5）基础疾病治疗。必须充分重视治疗和去除诱发呼吸衰竭的基础病因。

（6）并发症处理。纠正酸碱失衡，积极防治多器官功能不全。

（二）空中转运的指征

（1）经氧疗后，患者的动脉血氧分压（PaO_2）≥ 60 mmHg 或经皮血氧饱和度（SpO_2）满足以下条件：有二氧化碳潴留风险的患者，血氧饱和度推荐目标为 88% ～ 93%；无二氧化碳潴留风险的患者，血氧饱和度推荐为 94% ～ 98%。

（2）血流动力学稳定，收缩压 ≥ 90 mmHg。

（3）意识状态无恶化。

（三）空中转运的注意事项

（1）部分直升机机舱空间狭小，不能在舱内进行建立人工气道的操作。需进行有创机械通气的患者应提前建立人工气道，必要时行镇痛、镇静治疗。

（2）转运前准备鼻导管、呼吸面罩和呼吸机，以及充足的氧气。

（3）机上配备有简易呼吸球囊和负压吸引器。

（4）保证气管插管固定良好，避免移位或脱落。

（5）做好清醒患者转运前和转运过程中的心理疏导，烦躁不能配合者应适当约束和行镇静、镇痛治疗。

（6）直升机噪音较大，呼吸评估主要依靠视觉和感觉，而不是听诊。注意观察患者的皮肤、黏膜颜色，呼吸频率，心率，呼吸力度，胸部运动对称性和气管是否居中等。通过触诊发现皮下气肿、胸部运动对称性。

（7）转运过程中需进行持续地心电监护和指脉氧仪监测血氧饱和度。非侵入性二氧化碳波形图可以有效监测通气状态，当呼吸停止时会立即发现并报警。

（8）转运呼吸衰竭患者时，应充分考虑患者体位。机舱内空间狭小，使用硬质担架不利于患者改变体位。

（9）尽量降低飞行高度，以减轻患者的缺氧症状。

二、胸腔积液、气胸和血胸

（一）胸腔积液临床表现

少量胸腔积液可无明显症状或仅有胸痛表现，并随呼吸运动疼痛加剧；胸腔积液在 300 mL 以上时，可感到胸闷或轻度气急；随着胸腔积液增多，胸闷、气急逐渐加剧；当有大量胸腔积液时，可出现呼吸困难和心悸，但胸痛缓解或消失。

（二）气胸临床表现

气胸最常见的症状是胸痛或肩部转移性疼痛，其次是呼吸困难，可伴有胸闷、呼吸急促，这与肺被压缩的范围有关，尤其是合并有张力性气胸时更明显。部分人有咳嗽、咯血、胸部紧缩、全身倦怠等症状。张力性气胸可出现严重的呼吸困难、发绀、低血压、心跳加速等，甚至因呼吸循环衰竭而呈休克状态。

（三）现场救治

现场救治的目的在于排除胸腔积液和气体，缓解症状，促使肺复张。

（1）观察与一般治疗。严密观察患者的呼吸、血压、脉搏、神志变化，有条件的可监测血气和心功能。保持气道通畅，评估患者意识、疼痛程度，适当行镇静、镇痛治疗。

（2）氧疗。大量胸腔积液对呼吸和循环功能产生明显影响，出现心慌和气紧等症状者，应给予吸氧治疗。吸氧是气胸治疗的基本措施。

（3）排气、排液。发生开放性气胸时应立即用不透气的无菌胶布、凡士林纱布等封闭伤口。当出现张力性气胸和血气胸时应立即进行胸腔穿刺术或闭式引流术，排出胸腔的积气和积液，降低胸内压。纵隔气肿张力过高而影响呼吸和循环时，可进行胸骨上窝穿刺或切开排气。

（4）抗休克。血胸或血气胸患者出现低血容量性休克时，应立即实施补充血容量，进行抗休克和止血等处理。应限制输液量，维持收缩压在 80 ～ 90 mmHg 即可。

（四）空中转运的指征

（1）胸腔积液和气胸患者经过适当处理，在呼吸功能、循环功能较稳定的情况下，可以尽早转运。非紧急情况，经治疗已拔除引流管的胸腔积液、气胸的患者，一般建议在导管拔除后 96 h 再转运。

（2）气胸未经处理前禁止空中转运。

（3）胸腔积液、积气患者在转运前，有条件的要求进行常规透视，当胸腔内积液尤其是积气基本吸收或肺组织压缩不超过 1/3 时，转运是比较安全的。如不能满足此条件而必须转运时，其生命体征应基本正常，而且要尽量排出胸腔内的积气和积液。

（4）大量血胸患者抗休克治疗后，在转运前需行胸腔闭式引流术和正压通气支持。

（五）空中转运的注意事项

（1）严密观察患者的生命体征，如有无呼吸困难、发绀及其他缺氧表现，还要观察气管是否居中、呼吸运动度及胸廓和肋间隙的饱满程度等，必要时应给予氧疗。

（2）如患者已进行胸腔闭式引流术，则要求保持引流装置低于胸腔水平，防止引流液反流或气体进入胸腔，也可换成单向活瓣式导管。观察引流液的量和性状等，了解出血、液体渗出情况。观察引流管是否固定良好和通畅，避免牵拉、扭曲、折叠引流管。

（3）加强所有管线的固定，避免移位或脱落。

（4）鼓励患者咳嗽排痰，注意及时清除气管内的分泌物，保持呼吸道通畅。

（5）适当行镇痛治疗。

（6）限制飞行高度在 2000 m 对绝大多数患者是安全的。

三、重症肺炎

《中国成人社区获得性肺炎诊断和治疗指南（2016 年版）》认为，重症社区获得性肺炎（CAP）的诊断标准为符合下列 1 项主要标准或大于 3 项次要标准者可诊断为重症肺炎。主要标准：一是需要气管插管行机械通气治疗；二是脓毒症休克经积极液体复苏后仍需要血管活性药物治疗。次要标准：一是呼吸每分钟的频率 ≥ 30 次；二是氧合指数 ≤ 250 mmHg；三是多肺叶浸润；四是意识障碍和（或）定向障碍；五是血尿素氮 ≥ 7.14 mmol/L；六是收缩压 < 90 mmHg 需要积极的液体复苏。

医院获得性肺炎（HAP）与呼吸机相关性肺炎（VAP）是我国最常见的医院获得性肺炎，病死率高。

HAP 是指患者住院期间没有接受有创机械通气、未处于病原感染的潜伏期，而于入院 48 h 后新发生的肺炎。《中国成人医院获得性肺炎与呼吸机相关性肺炎诊断和治疗指南（2018 年版）》认为，HAP 患者若符合下列任一项标准可考虑存在高死亡风险，视为危重症患者，一是需要气管插管机械通气治疗；二是感染性休克经积极液体复苏后仍需要血管活性药物治疗。

VAP 是指气管插管或气管切开患者接受机械通气 48 h 后发生的肺炎，机械通气撤机、拔管后 48 h 内出现的肺炎也属于 VAP 范畴。《中国成人医院获得性肺炎与呼吸机相关性肺炎诊断和治疗指南（2018 年版）》认为，一般 VAP 应视为危重症，但有些患者因原发疾病不能有效控制，需要长期有创机械通气，发生的 VAP 并非均为危重症，可依据快速序贯器官功能衰竭评分（qSOFA）或急性生理和慢性健康状况评分 Ⅱ（APACHE Ⅱ）辅助判断。

（一）重症肺炎治疗

（1）转运前应进行有效的抗感染治疗，积极控制肺部炎症。

（2）及时有效地引流气道分泌物。

（3）合理氧疗。重症肺炎患者应及时进行氧疗，保持动脉血氧饱和度 > 90%。对于呼吸频率异常（如每分钟 > 30 次或 < 12 次）、自主呼吸减弱或消失、呼吸节律严重异常并伴有意识障碍等经鼻高流量氧疗后仍不能纠正低氧血症时，应及时考虑机械通气。有创机械通气适用于以下情况：

①不适宜采用无创机械通气，且出现严重低氧血症或二氧化碳潴留危及生命时

（PaO_2/FiO_2 < 150 mmHg）。

②气道分泌物清除障碍，误吸危险性高（如球麻痹、腹胀、呕吐），意识障碍。

③血流动力学不稳定，多器官功能衰竭。

④正确使用无创机械通气仍未达到预期效果或病情恶化者。如果充分给予常规机械通气仍不能有效改善病情或纠正低氧血症时，应尽早考虑使用 ECMO。

（4）血流动力学监测及液体管理。应动态评估患者血流动力学状态，及时进行液体复苏，必要时给予血管活性药物以维持平均动脉压 > 65 mmHg。

（5）急性肾功能障碍时应考虑进行持续肾脏替代治疗。

（二）空中转运的指征

临床稳定标准需符合下列所有 5 项指标。

（1）体温 ≤ 37.8 ℃。

（2）心率每分钟 ≤ 100 次。

（3）呼吸频率每分钟 ≤ 24 次。

（4）收缩压 ≥ 90 mmHg。

（5）血氧饱和度 ≥ 90%（或者在呼吸空气条件下，动脉血氧分压 ≥ 60 mmHg）。

（三）空中转运的注意事项

（1）转送过程中需持续地进行心电监护和指脉氧仪监测血氧饱和度，观察患者心律、心率、呼吸、意识、尿量等。维持血氧饱和度 ≥ 90%。非侵入性二氧化碳波形图可以有效监测通气状态，当呼吸停止时可立即发现并报警。

（2）及时清除患者气道分泌物。

（3）转运前准备好鼻导管、呼吸面罩和呼吸机，以及充足的氧气。

（4）机上配备简易呼吸球囊和负压吸引器。

（5）保证气管插管及其他管线固定良好，避免移位或脱落。

（6）直升机噪声较大，呼吸评估主要依靠视觉和感觉，而不是听诊。注意观察患者皮肤、黏膜颜色，呼吸频率，心率，呼吸力度，胸部运动对称性和气管是否居中等。

（7）尽量降低飞行高度，有利于减轻患者的缺氧症状。

四、气道评估技术

能够以正常声音说话、意识清醒的患者说明气道没有受到迫切威胁。相反，反应迟钝或无意识的患者需要快速评估和保护气道。气道评估有以下几个步骤。

（一）看

（1）观察面部、颈部、口腔和胸部的情况。

（2）检查颌面部或颈部是否有明显的创伤。

（3）检查口腔内是否有异物或出现肿胀、出血，以及胃内容物的情况。

（4）检查是否有反常的胸部或腹部运动。

（5）检查辅助肌肉使用的情况。

（6）检查胸骨上、肋间或锁骨上是否有凹陷。

（7）检查气管摆动情况。

（8）检查机械通气的氧气面罩上的雾气情况。

（二）听

（1）打鼾声说明舌头部分阻塞咽部。

（2）气过水声表明气道有液体（如分泌物、血液、呕吐物）。

（3）吸气有哮鸣音说明上呼吸道狭窄或阻塞。

（4）没有呼吸音可能表明气道完全阻塞或呼吸停止。

（5）听诊是简单且非常重要的气道评估方法，但在噪声的影响下可能使听诊变得困难、不准确。

（三）感觉

医护人员凭经验感觉患者没有呼吸可能表明气道完全阻塞或患者确实停止呼吸。

五、气道管理

受损气道需立即进行气道管理。院前处理应该从简单和基本的操作开始，如果简单的操作不能满足目前的气道管理，则需继续进行更多和更复杂的操作。当怀疑颈部损伤时，应采取措施将颈部固定，并将其保护在以脊柱为中心的身体中轴线上以固定气道。

（一）患者体位

（1）有意识的患者可维持自己感觉最舒适的体位。

（2）意识模糊或意识丧失的患者应采取复苏体位。

（3）对于反应迟钝但有自主呼吸的创伤患者应采用侧卧体位。

（二）吸引

（1）采用正确的姿势进行体位引流。

（2）当需要口腔吸引的时候，最好采用大口径的抽吸导管，并连接电动吸引器，手持吸引器只能作为备用。

（三）清除异物

（1）对于意识清醒的患者，可以通过咳嗽清除大多数上呼吸道异物。

（2）对于非常虚弱的患者，可以尝试敲击其背部或冲击腹部使其吐出异物。

（3）患者呼吸停止时应立即进行心肺复苏，并尝试使用钳子或抽吸等方法尽可能移除异物。

（4）在极端情况下可采用手术方式建立气道。

（四）气道打开法

（1）仰头抬颏法。

（2）托举下颌法。

（五）气道管理方式

（1）采用口咽通气管。可防止舌后坠，避免阻塞上呼吸道，适当的口咽通气管型号以长度为门齿到下颌或嘴角到耳屏的距离。口咽通气管不适用于有呕吐反射的患者。

（2）采用鼻咽通气管。作用与口咽通气管相同，对有强烈气道反应的患者，尤其对开口受限的患者特别有用。

（3）采用声门上气道装置。可以盲插入咽部获得声门上通气。插入时不需要借助喉镜和肌松药，比气管插管更容易和迅速，但不能完全保证下呼吸道误吸胃内容物、分泌物或血液。

（4）气管插管。为了增加气管插管成功率，必须优化插管条件。条件不佳时，应推迟插管而使用替代气道设备（如鼻咽通气管、声门上气道装置），直到获得最佳条件。插管前应检查插管工具是否齐全完好，应尽可能充分给氧或给予简易呼吸器辅助通气，以改善患者的氧合状况。插管后必须确认插管位置。

（5）环甲膜穿刺术。气道梗阻的紧急情况下采用环甲膜穿刺术是一种保持气道通畅的临时措施。

六、呼吸机参数的设置

（一）潮气量

潮气量大小的设定应考虑以下因素，如患者体型、基础潮气量水平、肺顺应性、气道阻力、呼吸机管道的可压缩容积、氧合状态、通气功能和发生气压伤的危险性。

成年人一般为 5 ～ 15 mL/kg，而 8 ～ 12 mL/kg 是最常用的范围。

（二）呼吸频率

呼吸频率的设定应考虑通气模式、潮气量的大小、无效腔、代谢率、PaO_2 目标水平和患者自主呼吸强弱等因素。对于成年人，通气频率应设置为每分钟 16 ～ 20 次。对于急慢性限制性通气功能障碍患者，应设定较高的通气频率，即每分钟 ≥ 20 次。

（三）呼吸比

呼吸机的吸呼比（I：E）设定应考虑机械通气对患者血流动力学的影响、氧合状态、自主呼吸能力等因素。呼吸功能基本正常者，I：E 一般为 1：（1.5 ～ 2）；阻塞性通气障碍，如需延长呼气时间，可调至 1：（2 ～ 2.5）；限制性通气障碍可调至 1：（1 ～ 1.5）。

（四）流速及波形

只有在容量控制通气中才直接设定流速和波形，应结合患者吸气用力水平和每分钟通气量来设置流速，一般成年人选择 40 ～ 100 L/min，平均为 60 L/min。对慢性阻塞性肺疾病（COPD）患者可选择 100 L/min。波形常用方波和递减波。

（五）吸氧浓度

吸氧浓度（FiO_2）设置为 21% ～ 100%，PaO_2 目标为 60 mmHg 或动脉血氧饱和度（SaO_2）为 90%。为达到理想的氧合，有时 FiO_2 最初设为 100%，而后逐渐降低。

（六）呼气末正压

呼气末正压（PEEP）的调节原则为从小渐增，最佳 PEEP 应对循环影响小，而又能达到最大肺顺应性、最小肺内分流、最低 FiO_2 时的最小 PEEP 值。PEEP 1 ～ 5 cmH_2O 主要是维持肺泡膨胀，增加功能残气量；5 ～ 20 cmH_2O 用于 FiO_2 ≥ 60% 仍不能使 PaO_2 保持在 60 mmHg 时；＞ 20 cmH_2O 用于顽固的低氧血症，由于对循环系统影响较大，不宜应用时间过长。

（七）触发灵敏度

吸气触发分为压力触发和流量触发两种。一般情况下，压力触发灵敏度设置为 −1.5 ～−0.5 cmH_2O，流量触发灵敏度设置为 1 ～ 3 L/min。

七、氧气储备

救护型直升机医用氧气供给依靠氧气瓶。转运团队应依据航程、接驳流程、患者需氧量决定携带的氧气量。

单个任务需要的氧气量为分钟输出量 × 运送时间，另加 50% 作为安全储备量（预防直升机延误、改道，泄漏等）。

需氧量计算举例：

如每分钟呼吸频率 10 次，潮气量为 0.6 L，运送时间 30 min，则所需氧气量为如下所示。

每分钟输出量 = 每分钟呼吸频率 × 潮气量 =10×0.6=6.0（L）

所需氧气量 = 每分钟输出量 × 运送时间 =6.0×30=180（L）

安全储备量 =180×50%=90（L）

总储备量 =180+90=270（L）

第三节　孕产妇直升机救护

产科急症是发达国家航空医学转运的主要服务内容，常见病种包括早产、未足月胎膜早破、前置胎盘、胎盘植入、妊娠期高血压等。以孕产妇为中心的急救统计资料很少，缺乏统一的技术规范，我国只有零星个案报道，可参考的资料十分有限。本节就产科急症的基本原则和直升机救护的一般规律叙述如下。

一、国外直升机转运经验

国外多项临床研究表明，孕妇的航空运输对母亲和胎儿都是安全的。但由于妊娠导致的病理、生理的特殊变化，对于直升机救护技术、医护人员资质、转运环境等均有特殊要求。例如，子宫增大会影响孕妇心血管和呼吸动力，少见伴随阴道出血和高血压危象，此时需要依靠呼吸及循环支持技术。另外，在直升机噪声环境下使用普通听诊器听诊胎心基本不可行，故应该常规配备多普勒探头等。因此，孕产妇直升机救护需配备经过专门培训的医护团队。

二、妊娠期直升机转运的一般要求

（1）建议采用左侧斜卧位。由于妊娠期增大的子宫使膈肌升高，心脏向左、上、前方移位，加上妊娠期血流量增加、流速加快、心排出量增加，如果采取仰卧位，增大的子宫压迫下腔静脉，导致回心血量和心排出量减少，使血压下降，形成仰卧位低血压综合征。采取侧卧位能减轻子宫压迫，改善血液回流。

（2）吸氧。孕妇耗氧量在妊娠中期增加 10% ～ 20%。直升机不是密闭空间，随着转运高度的升高，空气密度变小，气压变低，氧分压也相对降低，通常会出现各种缺氧症状，因此建议给予孕妇吸氧（宜中高流量）。

（3）转运前禁食。主要考虑急诊手术的可能性和晕动症诱发呕吐等，建议临时禁食。

三、转运适应证

原则上应结合当地急救服务资源、机组专业能力、地面交通条件等，经过专科医师评估孕妇或胎儿的状况，决定是否采用直升机转运。

一般来说，当孕妇需要高级的资源或专科护理时，或者预计胎儿可能早产或已知的先天性异常需要进入新生儿重症监护病房时，应考虑转运孕妇。常见的疾病包括早产、未足月胎膜早破、妊娠期高血压、产前出血（前置胎盘或胎盘早剥）、产后出血、胎盘植入、宫颈机能不全、产科创伤等。

四、常见病种

（一）早产

（1）定义。妊娠达到 28 周但不足 37 周的分娩者，此时娩出的新生儿称为早产儿。早产儿各器官发育不够健全，出生孕周越小，体重越轻，预后越差。随着早产儿的治疗及监护手段的不断进步，其生存率明显提高，伤残率不断下降。目前，国内抢救成功最小孕周的早产儿为 24 周。

（2）处理。早产是转运至有条件的医院进行救治的常见指征。早产航空转运的处理主要是母胎监测和使用宫缩抑制剂。常见宫缩抑制剂对比见表 8-1。

表 8-1 常见宫缩抑制剂对比

药物	用法和用量	注意事项
硝苯地平	用法：口服 方案：起始剂量为 20 mg，然后每次 10～20 mg，每日 3～4 次，根据宫缩情况调整	①应密切注意孕妇心率及血压变化 ②使用硫酸镁后 2 h 内应禁用
吲哚美辛	用法：经阴道或直肠给药，也可口服 方案：初始剂量为 50～100 mg，然后每 6 h 用 25 mg，维持 48 h	①妊娠 32 周后禁用 ②短期使用

续表

药物	用法和用量	注意事项
盐酸利托君	用法：静脉滴注 方案：取本品 2 支共 100 mg 用静脉滴注溶液 500 mL 配药。开始时应控制滴速，使剂量为每分钟 5 滴，每 10 min 增加 5 滴，直至达到预期效果，通常保持在每分钟 15～35 滴，待宫缩停止，继续输注至少 12～18 h	①使用可控制的输注装置或调整每分钟滴数 ②静脉滴注时应保持左侧姿势，以减少低血压风险 ③用药期间需密切观察孕妇主诉及心率、血压、宫缩变化 ④每日静脉输液量 ≤ 2000 mL ⑤如患者每分钟心率 > 120 次，应减少滴速；如每分钟心率 > 140 次，应停药 ⑥如出现胸痛，应立即停药
醋酸阿托西班	用法：静脉滴注 方案：起始以 6.75 mg 静脉滴注 1 min；继而以 18 mg/h 静脉滴注，维持 3 h；接着以 6 mg/h 缓慢静脉滴注，持续 45 h	妊娠 24～33 周使用
硫酸镁	用法：静脉滴注 方案：以硫酸镁 4～5 g 静脉注射或进行快速地静脉滴注（30 min 内），随后 1～2 g/h 缓慢滴注 12 h，一般用药不超过 48 h	①使用硫酸镁的必备条件：膝腱反射存在；每分钟呼吸 ≥ 16 次；尿量 ≥ 17 mL/h；备有浓度为 10% 的葡萄糖酸钙 ②镁离子中毒时停用硫酸镁，并静脉缓慢推注（5～10 min）浓度为 10% 的葡萄糖酸钙 10 mL ③如孕妇同时合并肾功能不全、心肌病、重症肌无力等，则硫酸镁应慎用或减量使用 ④32 周前用于保护胎儿脑神经

（二）未足月胎膜早破

（1）定义。临产前胎膜自然破裂称为胎膜早破。妊娠未达到 37 周发生者称为未足月胎膜早破。未足月胎膜早破的孕妇将面临着早产、脐带脱垂、绒毛膜羊膜炎、胎盘早剥等风险。胎膜早破孕周越小，围产儿预后越差。尽快且在早期宫内转运，可以有效降低母胎并发症。

（2）处理。

①臀高卧位，避免不必要的肛查和阴道检查。

②抑制宫缩。

③监测体温、母胎心率、阴道流液量和性状。

④使用抗生素预防感染。

（三）妊娠期高血压疾病

（1）定义。妊娠期高血压疾病是妊娠与血压升高并存的一组疾病。该组疾病包括妊娠期高血压、子痫前期、子痫，以及慢性高血压并发子痫前期和妊娠合并慢性高血压，严重影响母婴健康，是孕产妇和围产儿病死率升高的主要原因。孕产妇航空转运中以子痫前期、子痫、HELLP 综合征（子痫前期的严重并发症）最为常见。直升机转运中常见的妊娠期高血压疾病见表 8-2。

表 8-2　直升机转运中常见的妊娠期高血压疾病

分类	临床表现
子痫前期	妊娠 20 周后出现收缩压 ≥ 140 mmHg 和（或）舒张压 ≥ 90 mmHg；伴有尿蛋白 ≥ 0.3 g/24 h、随机尿蛋白（＋）或虽无蛋白尿，但合并下列任何一项者： ①血小板减少（血小板 < 100x10^9/L） ②肝功能损害（血清转氨酶水平为正常值 2 倍以上） ③肾功能损害（血肌酐水平大于 1.1 mg/dL 或为正常值 2 倍以上） ④肺水肿 ⑤新发生的中枢神经系统异常或视觉障碍
子痫	子痫前期基础上发生不能用其他原因解释的抽搐
HELLP 综合征	以溶血、肝酶升高及血小板减少为特点，是子痫前期的严重并发症，常危及母胎生命

（2）处理。转运过程中的子痫前期、子痫和 HELLP 综合征的治疗方法包括降压、解痉。当血压 ≥ 160/110 mmHg 时，必须采取降压治疗。目标血压：未并发脏器功能损伤者，收缩压应控制在 130 ～ 155 mmHg，舒张压应控制在 80 ～ 105 mmHg；并发脏器功能损伤者，收缩压则应控制在 130 ～ 139 mmHg，舒张压应控制在 80 ～ 89 mmHg，降压过程力求平稳，不可波动过大。为保证子宫胎盘血流灌注，建议收缩压不低于 130 mmHg，舒张压不低于 80 mmHg。若发生子痫，转运过程中的首要任务是给予硫酸镁控制抽搐。妊娠期高血压疾病常用治疗方案见表 8-3。

表 8-3　妊娠期高血压疾病常用治疗方案

预防子痫	硫酸镁： ①静脉用药：负荷剂量 4～6 g，溶于浓度为 25% 的葡萄糖 20 mL 静脉推注（15～20 min），或者溶于浓度为 5% 的葡萄糖 100 mL 快速静脉滴注（15～20 min），继而用硫酸镁 1～2 g/h 静脉滴注维持 ② 24 h 用药总量一般不超过 25 g，用药时限一般不超过 5 日 ③严密监测，谨防中毒 ④准备葡萄糖酸钙
降压	拉贝洛尔： ①口服：50～150 mg，每日 3～4 次 ②静脉滴注：初始剂量为 20 mg，10 min 后若无有效降压则剂量加倍，最大单次剂量为 80 mg，直至血压得到控制，每日最大总剂量为 220 mg，50～100 mg 加入浓度为 5% 的葡萄糖 250～500 mL，根据血压调整滴速，待血压稳定后改为口服 硝苯地平： 口服硝苯地平片 10 mg，每日 3～4 次，24 h 总量不超过 120 mg。硝苯地平缓释片 20 mg 口服，每日 1～2 次
控制抽搐	① 5～15 min 内静脉推注 4 g 硫酸镁 ②必要时给予地西泮、冬眠合剂 ③注意保持气道通畅、降颅压、防咬伤 ④抽搐控制后可考虑终止妊娠

（四）产前出血

产前出血包括两类，即前置胎盘和胎盘早剥。前置胎盘的治疗原则是抑制宫缩、纠正贫血、预防感染和适时终止妊娠。而一旦诊断为胎盘早剥，需及时终止妊娠，无转运指征。

1. 产前出血的定义

产前出血是指妊娠 28 周后，产前发生阴道出血。妊娠 28 周以后，胎盘位置低于胎儿先露部，附着在子宫下段、下缘达到或覆盖宫颈内口称为前置胎盘。前置胎盘为妊娠晚期阴道流血最常见的原因，也是妊娠期严重并发症之一。据相关报道，产前出血发病率国外为 0.30%～0.50%，国内为 0.24%～1.57%。

按胎盘下缘与宫颈内口的关系，将前置胎盘分为以下 4 类。

（1）完全性前置胎盘，即胎盘组织完全覆盖宫颈内口。

（2）部分性前置胎盘，即胎盘组织覆盖部分宫颈内口。

（3）边缘性前置胎盘，即胎盘附着于子宫下段，下缘达到宫颈内口，但未超过宫颈内口。

（4）低置胎盘，即胎盘附着于子宫下段，边缘距宫颈内口＜2 cm。

2. 产前出血的处理

根据阴道流血量、孕周、产次、胎位、有无休克、是否临产、胎儿是否存活及前置胎盘类型等做出综合判断。转运的目的是在保障母婴安全的前提下，尽量延长妊娠时间，提高胎儿存活性。适用于妊娠＜36周、胎儿存活、一般情况良好、阴道流血量少、无须紧急分娩的孕妇。

（1）心电监测、开放静脉通道。

（2）禁止肛门检查和不必要的阴道检查。

（3）密切观察阴道流血量，监护宫内胎儿的状况。

（4）止血。

（5）注射糖皮质激素，促使胎肺成熟。

（6）抑制宫缩。

（五）产后出血

1. 产后出血的定义

产后出血是指胎儿娩出后24 h内，阴道分娩者出血量≥500 mL，剖宫产者出血量≥1000 mL。产后出血是分娩严重并发症，是我国产妇死亡的首要原因。严重产后出血指胎儿娩出后24 h内出血量≥1000 mL；难治性产后出血是指经过宫缩剂、持续性子宫按摩或按压等保守措施无法止血，需要外科手术、介入治疗甚至切除子宫的严重产后出血。据统计，国内外产后出血的发病率为5%～10%，但由于临床估计的产后出血量往往比实际出血量低，因此产后出血的实际发病率更高。

2. 产后出血的处理

子宫收缩乏力、胎盘因素、软产道裂伤及凝血功能障碍是产后出血的主要原因。这些原因可共存、相互影响或互为因果。处理原则：针对出血原因迅速止血；补充血容量，纠正失血性休克；防止感染。直升机转运中最常见的是难治性产后出血，应当转到有救治条件的医院治疗。

当出血暂时减少，生命体征平稳，可尽快转运到有救治条件的医院。具体处理措施有以下5点。

（1）心电监测、面罩给氧、开放静脉通道。

（2）交叉配血，通知检验科和血库做好准备。

（3）止血。

（4）监测生命体征和出血量，留置尿管，记录尿量。

（5）继续实施原止血措施。

（六）胎盘植入性疾病

1. 胎盘植入性疾病的定义

胎盘植入性疾病是指胎盘组织不同程度地侵入子宫肌层的一组疾病。胎盘植入在临床上可出现严重产后出血、休克，以致子宫切除，严重者甚至死亡，其产褥期感染的概率也相应增大。

根据胎盘绒毛侵入子宫肌层的深度分为以下3类。

（1）胎盘粘连，即胎盘绒毛附于子宫肌层表面。

（2）胎盘植入，即胎盘绒毛深入子宫肌壁间。

（3）穿透性胎盘植入，即胎盘绒毛穿过子宫肌层到达或超过子宫浆膜面。

2. 胎盘植入性疾病的处理

胎盘植入易发生严重的产科出血，需在有抢救条件的医疗机构和由有胎盘植入处置经验的产科医师、麻醉科医师及有早产儿处置经验的儿科医师组成的救治团队处理。

（1）产前转运。应实施心电监护、母胎监测，必要时行抑制宫缩和止血治疗。

（2）产后转运。当出血暂时减少，生命体征平稳，可尽快转运到有救治条件的医院。具体处理措施有以下5点。

①心电监测、面罩给氧、开放静脉通道。

②交叉配血，通知检验科和血库做好准备。

③止血。

④监测生命体征和出血量，留置尿管，记录尿量。

⑤继续实施原止血措施。

（七）宫颈机能不全

1. 宫颈机能不全的定义

宫颈机能不全没有一致的定义，其特点是在妊娠37周以前，出现没有早产分娩发动下的宫颈扩张和缩短，最显著的特征是中晚孕无痛性、进行性宫颈扩张，可能导致胎膜膨出、胎膜早破、中晚孕流产或早产。宫颈机能不全是由于宫颈的功能或结构缺陷导致无法支撑足月妊娠。

2.宫颈机能不全的处理

（1）臀高卧位，进行胎心监测。

（2）抑制宫缩。

五、任务评估

在接到产妇急诊直升机转运申请后，救护团队应该基于现有的病情信息进行任务可行性评估。这种评估的原则有3个：一是飞行安全原则，主要由负责飞行的机组决定；二是患者受益原则，根据患者情况选择原地等待、地面转运或飞行转运，还要从转运团队的救护能力、患者的经济能力等多方面考量；三是规避法律风险原则，应综合考虑直升机转运过程中所有决策的法律风险。一般来说，如果产前母胎情况较差，或者产后血流动力学不稳定，则不适合空中转运。但如果原地等待对患者更加不利，或者进行紧急救治后情况趋于稳定，则应该考虑积极直升机转运。

六、任务准备

任务准备包括医护人员、药品及医疗器械的准备，详见表8-4。

表8-4　医护人员、药品及医疗器械准备

人员	设备	药物（推荐使用）
产科医生、助产士、新生儿科医生（必要时）	①多普勒胎心仪 ②顺产包 ③心电监护仪 ④无菌手套 ⑤新生儿复苏物品（喉镜和喉镜片，正压通气装置，新生儿面罩、气管导管、胎粪吸引器、静脉注射包、急救脐静脉导管放置套件、鼻饲管，听诊器，以及监测新生儿血氧饱和度、心率的设备）	促宫缩药物： ①缩宫素（每支10 u） ②卡前列氨丁三醇（每支250 μg） ③米索前列醇（每片250 μg） 降压药物： ①拉贝洛尔（每片50 mg） ②硝苯地平（每片10 mg） 抑制宫缩药物： ①盐酸利托君（每片10 mg、注射液10 mg或50 mg） ②硝苯地平（每片10 mg） ③硫酸镁（每支2.5 mg） 止血药物：氨甲环酸（1 g/100 mL） 其他药物：葡萄糖酸钙（1 g/10 mL）、重酒石酸去甲肾上腺素（2 mg/1 mL）、盐酸肾上腺素（1 mg/2 mL）

七、孕产妇直升机救护要点

（一）现场评估

无论多么详尽的信息沟通，都无法替代现场评估。现场评估的目的是诊断和确认转运指征，以及完成相关授权，最终形成现场处置和转运实施方案。

（二）紧急处置

紧急处置包括以下 4 点。

（1）采取能够稳定病情的紧急措施，如补液、输血、吸氧等。

（2）采取必要的监护措施，如心电监护、母胎监护等。

（3）预防转运途中发生意外的措施，如各种管道有效性和可靠性的确认和固定等。

（4）采取必要的对症治疗，如镇痛治疗等。

（三）转运指征

对于不满足转运指征的，经过紧急处置，应再次评估，满足条件后方可转运。例如，生命体征趋于稳定，排除急产等可能的，可及时转运。

（四）途中观察要点

（1）母体。观察生命体征、宫缩、阴道流血、流液、胎动等。

（2）胎儿。观察多普勒胎心监测指标。

（五）各阶段信息沟通

转运前重点做好转运风险告知和心理辅导工作；转运途中做好医患沟通工作，以便及时获取病情变化信息；做好医护之间、医护与飞行人员之间的信息沟通工作；降落前后做好与接驳人员的衔接工作。

（六）意外发生时的重要措施

1. 心搏骤停

心搏骤停是指在心脏结构功能正常或重大病变的情况下，致使心脏突然停搏，有效泵血功能消失，引起全身脏器严重缺血、缺氧。若及时采取正确有效的复苏措施，有可能恢复，否则将致死。心搏骤停是空中转运最危险的情况之一。紧急处置应参照心肺复苏指南实施，一般应尽快寻找临时起降场降落，以便抢救。由于胎儿原因，孕妇心肺复苏胸外按压位置比普通成年人位置稍高，位于胸前区中心，急救静脉通路应优先选择上腔静脉通路。其他具体情况采取的特殊措施包括持续徒手左侧子宫转位术，如果 4 分钟复苏不成功应实施急诊剖宫产术，并寻求新生儿团队帮助等。

应该考虑的潜在病因，除 5H5T 外，还应包括麻醉并发症或意外，具体病症如失血、心脏疾病、发热等。5H 指 Hypoxia（缺氧），Hypokalemia、Hyperkalemia and other electrolytes（低钾血症、高钾血症及其他的电解质异常），Hypothermia、Hyperthermia（低温、体温过高），Hypovolemia（低血容量），Hypoglycemia、Hyperglycemia（低血糖、高血糖）。5T 指 Tablets（药物），Tamponade（心包填塞），Thrombosis – pulmonary（肺栓塞），Thrombosis – coronary（冠状血管栓塞），Tension – pneumothorax、asthma（气胸、哮喘）。

2. 高血压危象

高血压危象包括高血压急症及亚急症。高血压急症是指原发性或继发性高血压患者在疾病发展过程中，在一些诱因的作用下血压突然明显升高（一般收缩压超过 180 mmHg，舒张压超过 120 mmHg），伴有进行性心、脑、肾、视网膜等重要的靶器官功能不全的表现。根据血压短时间内明显升高和相应器官功能损害不难诊断此症。紧急处置主要是控制性降压和对症治疗。

（1）控制性降压。一般情况下，初始阶段（数分钟到 1 h 内）血压控制的目标为平均动脉压的降低幅度不超过治疗前水平的 25%，在随后的 2 ~ 6 h 内将血压降至较安全水平，一般为收缩压 160 mmHg，舒张压 100 mmHg 左右。降压过程力求平稳，不可波动过大，收缩压不低于 130 mmHg，舒张压不低于 80 mmHg，保证子宫和胎盘的血流灌注。常口服拉贝洛尔 50 ~ 150 mg，也可口服硝苯地平片 10 mg 或硝苯地平缓释片 20 mg。如口服无效，则静脉滴注拉贝洛尔或酚妥拉明。孕期一般不使用利尿剂降压，中晚期禁用血管紧张素转化酶抑制剂（ACEI）/ 血管紧张素受体阻断剂（ARB）类药物，否则易引起胎儿生长受限（FGR）、羊水过少。如果注射硝普钠可引起胎儿氰化物中毒。

（2）降低颅压可加用脱水剂，如甘露醇、山梨醇或快作用利尿药呋塞米或注射依他尼酸，以减轻脑水肿。

（3）对出现躁动、抽搐者，给予地西泮等肌内注射。

（4）给予心理支持非常重要，可缓解紧张情绪，利于降压治疗。

（5）密切监测血压、脉搏、呼吸、神志及心、肾功能变化，观察瞳孔大小和瞳孔是否对称。

3. 急产

产程是不可控制和预计的，尤其是经产妇、早产者。转运前我们应该尽量正确评估、预估产程的变化，但仍不可避免在直升机转运途中分娩的情况。

临产的重要标志为有规律且逐渐增强的子宫收缩，持续 30 秒或以上，间歇 5～6 min，同时伴随进行性宫颈管消失、宫口扩张和胎儿先露部下降。用镇静剂不能抑制临产。

第二产程注意事项有以下 5 个方面。

（1）密切监测胎心。此期宫缩频繁而强，应增加胎心监测频率，每次宫缩过后或每 5 min 监测一次，应在宫缩间歇期听诊胎心且至少听诊 30～60 s。

（2）密切监测宫缩。第二产程宫缩持续时间可达 60 s，间隔 1～2 min。

（3）阴道检查。评估羊水性状，胎方位，胎头下降、产瘤及变形情况。

（4）指导产妇用力。应在产妇有向下屏气用力的感觉后再指导用力，从而更有效地利用腹压。具体方法是让产妇双足蹬在固定处，两手握紧，宫缩时深吸气后屏气，然后如排便样向下用力以增加腹压。在宫缩间歇期，产妇自由呼吸并全身肌肉放松。宫缩时，再做同样的屏气动作，以加速产程进展。

（5）尽快转运。如果接产已不可避免，应该在转运前接生。如果在飞行途中，应寻找降落场接生。

4. 产后出血

产后出血是指胎儿娩出后 24 h 内，阴道分娩者出血量 ≥ 500 mL，剖宫产者出血量 ≥ 1000 mL。产后出血为分娩严重并发症，是我国产妇死亡的首要原因。子宫收缩乏力、胎盘因素、软产道裂伤及凝血功能障碍是产后出血的主要原因，这些原因可共存、相互影响或互为因果。

大部分产后出血患者转运为直升机转运，需要任务小组做好转运评估和紧急处置，充分做好风险沟通。处置措施包括各种止血技术（包括子宫按摩、排空膀胱、使用药物、外科手术）及液体复苏。产后出血常用止血药物使用方法见表 8-5。

表8-5 产后出血常用止血药物使用方法

	缩宫素（短效）	卡贝缩宫素（长效）	卡前列氨丁三醇	米索	卡前列甲酯栓
用法	肌内注射／静脉滴注	单次静脉推注（＞1 min）	肌内注射	口服／纳肛	含服／纳阴／塞肛
用量	10 u	100 ug	0.25 mg	200～600 ug	1 mg
24 h总量	60 u	100 ug	2 mg	600 ug	3 mg
起效时间	3～7 min 3～5 min	2 min	2～3 min	10 min	10 min
持续时间	30～60 min	12 h	2 h	—	2～3 min
应用特点	①作用温和 ②受体饱和性 ③一线预防用药	①预防用药 ②初步止血后预防后续出血	①作用强有力 ②预防或治疗性用药 ③可以每15～20 min重复给药一次	①缺乏缩宫素时可替代 ②预防性使用时需提前给药	①作用较强 ②预防性使用时需提前给药
作用部位	对子宫体有用，对子宫下段作用差	同缩宫素（短效）作用部位一致，与持续静脉滴注缩宫素（短效）16 h的效果相当	子宫体及子宫下段	子宫体及子宫下段	子宫体及子宫下段
不良反应	个体敏感性差异较大，有抗利尿作用	同缩宫素（短效）	轻微且短暂恶心、腹泻、头痛、潮热，使血压升高等；禁用于哮喘或者慢性肺病患者	胃肠反应、发热、寒战	舌下含服胃肠反应重

　　产科患者的直升机转运是区域产科或新生儿医疗保健系统的重要组成部分，在适合的情况下对保障母体及胎儿安全非常重要，其适应证的把握不仅要遵循安全和有利于患者的基本原则，还应考虑转运团队的专业能力。由于直升机飞行的特殊性及救护空间的有限性，要求转运团队做好转运前准备，特别是做好途中意外处置预案。另外，由于产科技术的特殊性，转运团队应具备相应的产科急救能力和熟练使用相应的药品及医疗器械，不断积累急救处置经验。

第九章 特殊患者直升机救护

第一节 新生儿航空救援

危重症新生儿疾病的救治条件（人员、设备及综合能力等）要求极高，而绝大部分新生儿危重症为限时可逆性疾病，需要专科性极强的医护人员早期识别和处理，并进行救治和管理。我国地域辽阔，城市间距离较大，医疗资源的分布极其不均衡。虽然我国地面转运系统逐渐完善，但地面转运需时过长使转运风险大大增加，航空转运项目应运而生。美国在 20 世纪 60 年代末就出现新生儿航空转运项目，我国新生儿航空转运虽出现较晚，但也得到了快速发展，目前也有多例新生儿 ECMO 航空转运成功案例的报道。

新生儿航空救援的主要对象几乎均为危重症或极危重症新生儿，主要目的是通过快速转运使患儿的病情得到控制，尽早开始高级治疗和护理，以降低死亡率和并发症的发生。因此新生儿航空转运的要求十分严格，不仅需要训练有素的专科人员、航空救援资质、专业设备，还需要完善的转诊和接收网络体系，同时还需要相关部门及人员的支持、协调和统筹。

一、危重症新生儿转运方式的选择

（1）适用于地面转运的情况。对路程来说，驾驶时间＜ 2 h，道路条件适合地面转运。病情稳定或评估在短时间（6 ～ 12 h）内出现病情迅速加重可能性小的疾病，应首选地面转运。

（2）适用于航空转运的情况。对于危重症新生儿疾病，如严重新生儿呼吸窘迫综合征（NRDS）、重度窒息、影响呼吸及循环系统的严重先天畸形、重度持续肺动脉高压、肺出血或其他不能耐受长途转运的慢性疾病（如需要呼吸支持的支气管肺发育不良）等，如果有条件应首选航空转运。在特殊地理环境，如山区等应选择航空转运较为合适。

航空转运费用昂贵，还要有专用的起降机场或适合起降的空地，故非一般医疗条件所能开展，往往需要借助于更多部门的统一协调和管理。新生儿航空转运通常包含地面转运，因此转运团队在执行航空转运之前，应熟练掌握新生儿救护车转运的流程及各项技能。

二、新生儿航空救援团队的组成

紧急救治新生儿的地面转运团队经一定的航空救援培训后即可以成为航空救援团队。拥有合格且训练有素的转运人员是新生儿航空救援转运团队能够发挥作用的关键。转运人员不仅需要了解和掌握新生儿疾病的救护方法，还必须具备在转运环境下工作的能力。

（1）医疗专业人员。新生儿转运团队通常由 2～3 名医疗专业人员组成。例如，新生儿专科主管或以上级别的护师、新生儿专科医生（3 年及以上新生儿专科住院医师或受过更高级别培训的专科医师）、医疗急救人员，如有条件还可以增加 1 名呼吸机治疗师。但医疗专业人员的配置需要考虑直升机救援空间的限制。

（2）飞行人员。应熟悉转运所涉及的特定内容，包括飞行生理学、飞行作业、飞行安全，同时具备处理紧急情况和生存的能力。

（3）其他人员。建议新生儿航空救援团队至少有 1 名医疗机构行政管理部门人员参与，以便统筹协调各部门间的工作，并与当地交通部门、其他地勤人员联络，以及传达应急情况的处理指示等。此外，还应至少有 1 名具有高级职称的新生儿专家参与，主要负责对转运评估、具体转运方案的实施及应急情况的专科处理等的监管。

三、新生儿航空救援团队的技术及能力要求

1. 转运团队的技术要求

新生儿航空救援团队的医护人员均应充分了解新生儿心肺复苏技术，并有能力在转运过程中使新生儿病情稳定，以及对常见的新生儿疾病的病理和生理进行管理。其中，新生儿复苏技术、儿科高级生命支持技术是基本内容。具体的技术要求有如下几点。

（1）熟练掌握新生儿心肺复苏技术。

（2）能识别潜在的呼吸衰竭，掌握气管插管和 T-组合复苏器的使用技术。

（3）熟练掌握转运呼吸机的使用与管理。

（4）能熟练建立静脉通道。

（5）能识别早期休克征象，掌握纠酸、扩容等技术。

（6）能正确处理气漏、窒息、发绀、惊厥、低血糖、发热、冻伤、呕吐、腹泻、脱水、心律失常等常见问题。

（7）如配备有转运 ECMO 的，还需掌握 ECMO 的管理技术及设备的维护等。

（8）能熟练掌握新生儿急救用药的剂量和方法。

（9）掌握吸入性一氧化氮（iNO）的治疗方法。

（10）掌握转运所需监护、治疗仪器的应用和数据评估，以及常见故障处理等。

2. 转运团队的能力要求

由于新生儿生理功能发育尚不成熟，航空转运时易受特殊的外界因素影响。这些因素主要包括高海拔引起的低氧、噪声、振动、体温异常和湿度降低等。随着海拔升高，大气压逐渐下降，人体内有少量积气的腔隙就会扩张，如果处于病理情况下就会加重患儿病情，出现气胸和腹胀等；当大气压下降时，肺泡内氧分压就会下降，致使进入血流中的氧减少，从而产生严重的低氧血症。此外，飞机的灵活性比救护车差，故航空转运人员除具备丰富的医学知识、熟练的操作技能外，还应有较强的应急能力。

四、设备要求及药品、物品的准备

1. 设备的专业要求

新生儿转运所需设备要求为新生儿专科设备，如新生儿专科呼吸机（应涵盖无创通气、有创通气的各种模式）、转运暖箱、专科监护仪及相应的设备、管道和线路等。该设备需要取得适航证，如呼吸机需要经过高空转运测试以保证高空转运下压力、氧浓度的稳定性。同时，转运的药品存储包还需要有防水、耐病原体等功能。不推荐使用从新生儿到成人患者的单一通用治疗储存包，因其包含太多特定年龄不可互换的药物，可能会对新生儿造成伤害。

2. 设备的重量、大小要求

由于航空转运的空间有限，对设备的大小、重量均有要求，应该配置耐用、轻便、体积小的设备作为新生儿转运设备，因此团队对所携带设备及物品的重量需要做常规的了解（准备物品、设备重量清单以便随时查阅）。使用民航客机转运时，转运设备还需符合国家或地区航空部门的要求。

3. 设备的安全性及兼容性要求

新生儿转运设备应紧凑、耐用、易于固定，可交流电、直流电两用，且电池的续航时间较长。任一设备应与其他设备和接口兼容，而且重量应轻。设备应能在不降低性能的情况下承受各种温度、振动和大气压力的变化，并对其评估以确保不会干扰飞机的航空电子设备。由于气象条件可能会影响设备的性能，因此在使用设备之前应确定温度波动、振动和检测气压的变化是否会影响该设备的正常使用。尤其重要的是应考虑设备的电源要求、气体利用率，以及海拔高度对不同类型呼吸机性能的影响。

4. 设备及药品摆放要求

各种治疗用品和转运设备的摆放需要遵循保证安全、易于固定（避免转运过程中脱落而造成伤害）的原则，药物的摆放以易于获得为宜。转运团队所备的物品及药品要完整，不应依赖被转诊医疗机构提供的药物或供应品（因很多被转诊医疗机构属于二级医疗机构，可能不具备相应的物品及药物，这需要在出发前做好沟通，或为转运配备齐全的常规药品及物品，并定期检查有效期及密封性等），在转运前需做好物品摆放的计划和方案，这样可以最大限度地减少潜在的医疗差错。

新生儿常用转运药品清单（药品查检表）见表9-1。新生儿常用转运物品清单（物品查检表）见表9-2。新生儿常用设备及其重量表见表9-3。转运前应定期向飞行员提供这些信息，以便飞行员计算转运设备、药品、物品的重量。

5. 转运暖箱的要求

体温过低是新生儿尤其是早产儿航空转运过程中很常见的一种情况，因此转运暖箱是新生儿转运最重要、最特殊的设备，也是新生儿转运设备中较大、较重的，并且会影响团队的组成和配置。暖箱设备的选择不仅要考虑温度、氧气和湿度等，而且还应考虑它是否与已有的其他设备兼容和匹配。

6. 其他要求

（1）必须定期标记和检查氧气瓶。当估算特定转运所需的氧气量时，应将预期需求量增加一倍。对于新生儿转运，需要具备能提供混合氧气（浓度21%～100%）的能力。

（2）测量血氧饱和度必须使用通过电磁干扰测试的脉搏血氧仪，脉冲同步很重要，尤其是出现大的振动和移动时能够保证仪器的灵敏度和精准性。

（3）一氧化氮治疗仪管道要与呼吸机相匹配，一氧化氮气源瓶应能够固定在转运机舱中，转运前还需检查一氧化氮的气源含量必须能够保证转运需求的3倍以上，同时一氧化氮治疗仪监视器及其他监护仪应安装在正确的方位，能够使医护人员易于观察。

表 9-1　新生儿常用转运药品清单（药品查检表）

项目	所需药品	项目	所需药品
心血管药品	盐酸肾上腺素注射液（10 支）	呼吸系统药品	维生素 B6 注射液（2 支）
	盐酸多巴胺注射液（3 支）		氨茶碱注射液（1 支）
	盐酸多巴酚丁胺注射液（3 支）		吸入用布地奈德混悬液（2 支）
	米力农注射液（3 支）		硫酸沙丁胺醇气雾剂（2 支）
	重酒石酸去甲肾上腺素注射液（3 支）		异丙托溴铵气雾剂（2 支）
	血管升压素（3 支）		枸橼酸咖啡因注射液（1 支，选用）
	前列地尔注射液（3 支）		肺表面活性物质（有条件）
	羟乙基淀粉氯化钠注射液（2 瓶）	其他药品	地塞米松磷酸钠注射液（2 支）
	盐酸普罗帕酮（3 支）		布洛芬混悬液（1 瓶）
	盐酸胺碘酮（3 支）		注射用奥美拉唑钠（2 支）
	去乙酰毛花苷注射液（3 支）		蒙脱石散（2 包）
	呋塞米注射液（3 支）		5% 碳酸氢钠注射液（5 支）
	硫酸阿托品注射液（3 支）		10% 氯化钾注射液（5 支）
抗生素	注射用头孢噻肟钠（1 支）		10% 氯化钠注射液（5 支）
	注射用万古霉素（1 支，选用）		10% 葡萄糖酸钙注射液（5 支）
	注射用哌拉西林他唑巴坦钠（1 支，选用）		盐酸精氨酸注射液（2 支）
	注射用美罗培南（1 支，选用）		胰岛素注射液（2 支）
	氟康唑注射液（1 支，选用）		注射用甲泼尼龙琥珀酸钠（1 瓶）
止血药物	维生素 K_1 注射液（2 支）		5% 葡萄糖注射液 50 mL（3 瓶）
	酚磺乙胺注射液、氨甲苯酸注射液（各 2 支）		5% 葡萄糖注射液 100 mL（3 瓶）
	注射用血凝酶（2 支）		10% 葡萄糖注射液 50 mL（3 瓶）
神经系统药品	甘露醇注射液（2 支）		10% 葡萄糖注射液 100 mL（3 瓶）
	注射用苯巴比妥钠（2 支）		5% 葡萄糖氯化钠注射液 250 mL（3 瓶）
	咪达唑仑注射液（2 支）		50% 葡萄糖注射液 10 mL（3 支）
	注射用盐酸芬太尼（2 支）		0.9% 氯化钠注射液 250 mL（3 瓶）

表9-2 新生儿常用转运物品清单（物品查检表）

项目	所需救护物品	项目	所需救护物品
气道用物	一次性吸氧装置（1套）		普通剪刀（1把）
	简易呼吸囊（大、小各1套）		签字资料（1套）
	吸氧面罩（1个）	静脉用物包	留置针（3枚）
	双腔鼻导管（1套）		输液贴（3个）
呼吸机用物	呼吸机管路（2套）		止血带（2条）
	流量传感器（2个）		棉签（2包）
	膜肺（1个）		茂康碘（1瓶）
	压力测压管（1根）		75%乙醇（1瓶）
	双腔鼻塞（1个）		1 mL注射器（5副）
	加温湿化器（1个）		5 mL注射器（5副）
气管插管用物	喉镜片0#（1个）		10 mL注射器（3副）
	喉镜片00#（1个）		50 mL注射器（3副）
	手柄（1个）		棉球（1包）
	导管导丝（1根）		砂轮（2个）
	2.5号导管（2根）		纱布（2包）
	3.0号导管（2根）		针头（10枚）
	3.5号导管（2根）		监护仪（1台）
	4.0号导管（2根）		缝合包（1个）
	4.5号导管（2根）		血糖仪（1套）
	固定胶布（1卷）		听诊器（1个）
	手柄电池（1个）		电筒（1个）
其他用物包	迷你耳罩（1对）	监护、护理用物包	体温计（1支）
	安抚奶嘴（1个）		雾化器（1个）
	保鲜膜（1盒）		吸痰管（6根）
	消毒剪刀（1把）		胃管6#（1根）
	小毛巾（2条）		胃管8#（1根）
	棉被、水枕（1套）		电极导联（1副）
	纸巾（干、湿各2包）		血氧探头（2个）
	生活垃圾袋（1包）		血压袖带（2条）
	医疗垃圾袋（1包）		电池（2个）
	快速手消毒液（1瓶）		

表 9-3　新生儿常用转运设备及其重量表

设备	重量（kg）	设备	重量（kg）
婴儿转运暖箱及车架系统	110	一氧化氮罐（满瓶）	20.2
贝斯特转运呼吸机	10.5	氧气罐（满瓶）	20.2
飞利浦监护仪	3.0	空气罐（满瓶）	20.2
输液泵（2 台）	4.0	一氧化氮监测仪及架子	20.0
转运抢救箱（满）	15.0	额外用品和线路	5.0
除颤仪	5.0	便携式血气分析仪	1.0
各种监护、护理物品包	10.0	药品包	4.0
电线、插头、电缆包	2.0		

注：表中数据仅供参考

五、新生儿航空转运面临的挑战

（一）噪声和振动

在航空转运过程中，新生儿易受到噪声和振动的影响，这会干扰医护人员对患儿的评估。机组人员因长期受到噪声和振动的影响，可能导致头痛、疲劳、眩晕或听力损害（可能是永久性的）等。乘机人员可戴头盔、耳塞或耳机等保护听力。

由于噪声的影响，早产儿出现感音神经性耳聋的风险增加。声音和振动的刺激早在妊娠 24 周就能引起胎儿做出反应，当孕妇临近产期，胎儿的刺激阈值降低。据对动物的研究表明，未成熟耳蜗的外毛细胞易受噪声的影响，从而影响听力。高噪声水平和飞机振动均能引起生理变化，包括外周血管收缩、心率增加、血压升高和血氧饱和度降低。在转运过程中噪声不应超过 60 dB，但现有新生儿保护听力措施并不能使噪声水平降至推荐水平。为了进一步降低噪声，建议尽可能始终使暖箱保持关闭状态，并使用耳塞或耳机保护婴儿的听力。直升机飞行过程中振动往往很难避免，尤其在出现湍流气象条件时，机上所有人员都应受到适当的束缚，以保证安全。

（二）热环境

在航空和地面医疗转运过程中，新生儿常受到温度波动的影响。在转运过程中，监测新生儿暖箱的温度很重要。温度变化会使新生儿更容易因辐射、蒸发、传导和对流等方式失去热量。使用暖空气流通的双层暖箱，能够最大限度地减少传导、辐射和对流所导致的热量损失。早产儿因蒸发损失的热量是较多的，会导致在转运过程中血流动力学不稳定，而加湿空气有助于减少蒸发所导致的热量损失。

（三）高海拔大气压和氧浓度变化的影响

正常情况下，大气压随海拔升高而降低，民航客机保持在 2500 m 左右时新生儿的血氧饱和度下降，同时随着海拔的升高，任何封闭区域的气体都会膨胀，这可能导致新生儿临床出现气胸、气腹等问题，任何小的气漏在这种压力下都是危险的。因此，在客机升空前排尽胸膜腔和腹腔内的气体非常重要。由于直升机可低空飞行，因此气压下降的风险减少。

由于新生儿生理功能发育尚不成熟，航空转运时易受外界因素的影响。这些因素主要包括高海拔引起的低氧、噪声、振动、体温异常和湿度降低等。随着海拔升高，大气压逐渐下降，人体内少量的积气可以使腔隙扩张，如果处于病理情况下就会加重新生儿病情，如出现气胸和腹胀等。当大气压下降时，肺泡内氧分压就会下降，致使进入血流中的氧减少，从而产生严重的低氧血症和危及生命的情况。

此外，因为直升机的灵活性比救护车差，故航空转运人员除具备专业的知识和操作技能外，还应有较强的应急能力。

（四）加速或减速

由于惯性及重力的作用，直升机起飞时新生儿头部突然向前可能会出现短暂的脑缺血，而在落地时可能会出现脑供血过多的现象。有证据表明，新生儿在转运过程中脑室出血的发生率较高。因此，使机身稳定并把握好起降的速度对新生儿很重要。

六、转运前的病情评估及准备

（1）需要评估转运的条件，包括转运出发地和目的地的天气状况、起降条件等。

（2）新生儿病情评估。稳定的病情对保证转运安全至关重要，应着重进行气道开放、呼吸、循环 3 个方面的评估。使新生儿病情稳定的措施有以下 4 个方面。

①保证呼吸道通畅，清除分泌物，必要时通过气管插管维持有效通气。

②稳定血压及血氧饱和度，必要时应用血管活性药物。

③持续测温，维持新生儿体温在 36.5 ～ 37.7 ℃。

④维持血糖浓度在 2.2 ～ 7.0 mmol/L，必要时行静脉滴注葡萄糖维持。

对于某些疾病，如肺透明膜病、肺出血、重度新生儿溶血症，以及需要呼吸机治疗或换血治疗者，如果当地医院缺乏必要的设备及技术力量，延误转运可能危及新生儿生命时则需及早转运，因此应该充分评估转运的风险和利弊。

（3）航空转运的禁忌，如活动性出血未能控制、气胸未做胸腔闭式引流、气腹未做处理（如胃肠减压）、休克病人循环未稳定。

（4）转运前的其他注意事项，如禁食、胃管引流、气道清理、各种管道的检查及固定，防止途中返流窒息。

七、新生儿航空转运过程中的注意事项

1. 体温管理

为减少转运过程中新生儿出现体温过低，应事先预热暖箱及准备包被和帽子，用包被包裹患儿并佩戴帽子以减少头部热量的散发，同时在转运过程中应关注新生儿的肤温变化，调节暖箱温度，使新生儿体温维持在 36.5 ～ 37.3 ℃。

2. 气道护理

在直升机起飞前需要检查气道和听诊双侧肺部，如有必要需进行气道护理。转运过程中，如气道分泌物不多且不影响血氧饱和度，不造成新生儿烦躁，可不必进行吸痰护理。若呼吸道分泌物过多，应及时清除呼吸道异物，保持气道畅通，并选择侧卧位，防止误吸呕吐物。在接触新生儿时动作应轻柔，避免动作过重。在航空转运过程中，搬动和控制气道的操作非常困难，进行插管或需要重新气管插管时必须在直升机着陆后才能完成。

对于高空转运（如民航客机转运），随着机舱升高和大气压的下降，套管中的气体易发生膨胀，使用带套管的气管导管时应根据转运时的套管膨胀系数确定是否减少充气量，因此新生儿应尽量避免使用带套管的气管导管。

3. 氧疗

高空转运中，随着海拔升高及大气压下降，空气的含氧量也在下降，因此对于肺部和气道情况较为严重的新生儿，可能导致其肺泡氧浓度和动脉血氧分压下降。而在直升机转运中，由于海拔不是太高，这种变化不明显。短途飞行的航空转运期间，可考虑通过给予干燥的气体，使重症患儿的肺泡氧浓度增加。

4. 静脉通路管理

至少建立 2 条静脉通路，如脐部未进行处理，应立即在脐静脉施以抢救用药，尽快缓解症状，稳定生命体征。转运的新生儿特别是早产儿通常病情严重，排列前 3 位的是新生儿肺炎、新生儿呼吸窘迫综合征（NRDS）、肺出血，其中相当一部分是出生低体重儿，有的甚至是出生极低、超低体重儿，此时必须建立静脉通道以保证救治能顺利进行。使用固定翼飞机转运时，血流动力学不稳定的新生儿应该头对着机舱的尾

部，以防止起飞时的加速度使大脑的灌注压降低。

5. 镇静和镇痛

航空转运过程中，噪声和压力的变化均有可能对新生儿造成影响或引起不适，应进行疼痛评估，适当给予镇静或镇痛治疗，避免新生儿过于烦躁造成血压、血氧饱和度的不稳定或呼吸机管道脱落等危急情况。

6. 约束和保护

转运过程中，对新生儿进行有效的约束是非常必要的，既可避免剧烈震动造成的伤害，还可避免因体位改变影响呼吸管道或其他管道的移位和脱落。同时，应在新生儿周围做一些物理防护，避免新生儿受到撞击造成伤害。

八、不同新生儿疾病航空转运的特殊性

航空转运途中，适当的治疗使新生儿病情稳定是安全转运的保证，危重新生儿转运途中的救护能力代表三级医院新生儿重症监护病房（NICU）的转运水平，即相当于一个"活动的 NICU"。不同新生儿疾病转运过程的处理也不尽相同。

（一）新生儿呼吸窘迫

呼吸窘迫是新生儿转运最常见的原因，尤其是早产儿。对于足月儿，呼吸窘迫最常见的原因包括窒息、新生儿恶性湿肺、新生儿呼吸窘迫综合征、败血症、肺炎、气胸、胎粪误吸。其他不太常见的呼吸困难的病因包括肺发育异常、气道异常、胸廓畸形及心脏问题等。该类患儿转运前需要评估引起其呼吸困难的原因，了解最近的胸片、血气分析和呼吸机参数情况，排除气漏存在，才能决定转运过程需要的呼吸支持方式，避免在转运过程中因呼吸问题需要紧急插管等突发情况。如果已经进行气管插管的还需要评估插管的深度、导管大小是否合适，同时还需通过胸片评估肺部的透亮度，必要时需要补充肺表面活性物质。转运过程中，应经常检查气管导管有无移位或阻塞，有无气胸或突发设备故障，包括气体输送管断裂和呼吸机故障，以及检查气体供应情况等，有条件的可通过二氧化碳指示仪或两肺对称听诊呼吸音的质量和对称情况来确认插管位置。转运过程中早产儿的 SpO_2 保持在 90% ~ 94%，而足月婴儿的 SpO_2 保持在 95% ~ 100%，需要常规放置鼻胃管并定期抽吸胃内容物。此外，还应考虑影响通气的其他因素，如低血容量、低血压、持续性肺动脉高压或先天性心脏病等。

（二）新生儿持续性肺动脉高压（PPHN）

PPHN 是新生儿转运的常见问题之一，可作为原发性疾病存在，但更常见的是与

其他新生儿疾病（如胎粪吸入、膈疝和严重感染等）有关。PPHN 患儿经常出现氧合不稳定或严重低氧血症，导致酸中毒和心肌功能不全。当新生儿吸入 100% 氧气时，导管动脉血气在吸氧之前和之后的氧分压之间的差值超过 15 mmHg 或导管脉搏血氧仪读数前后的减值超过 10%，就可做出诊断。但如果分流发生在心房水平时，这种差异则可能不明显，此时可进行心脏 B 超检查后评估。管理应着眼于优化氧合、通气和灌注，同时最大限度地减少氧不稳定、R–L 的分流和酸中毒。处理措施包括以下 7 个方面。

（1）镇静。PPHN 患儿氧合极为不稳定时，应避免刺激，保持镇静，尽量减少这种不稳定。常用的镇静剂有吗啡、芬太尼、咪达唑仑等。吗啡，早产儿用量为 2～3 μg/（kg·h），足月儿用量为 4～6 μg/（kg·h）；芬太尼，早产儿用量为 1 μg/（kg·h），足月儿用量为 2 μg/（kg·h）；咪达唑仑，早产儿用量为 1～3 μg/（kg·min），足月儿用量为 2～4 μg/（kg·min）。明显人机拮抗的患儿有时甚至需要肌松剂，如维库溴铵。

（2）氧气。氧气是一种强效的肺血管扩张剂，应根据需要给予辅助供氧（可能需要 100% 氧气），以保持 $SaO_2 \geq 90\%$ 和 $PaO_2 \geq 80$ mmHg。

（3）通气。由于在转运过程中大多数 PPHN 患儿会出现呼吸代偿失调，因此他们常需要插管和机械通气支持。过度的高通气量和肺扩张可能会使肺动脉血流量和心输出量进一步减少，从而产生相反的效果。通常使用高频通气来治疗，医护人员还需要注意可能出现的右心衰竭和气胸。

（4）酸碱状态。如果存在呼吸窘迫或呼吸衰竭，可能需要机械通气或高频通气来纠正呼吸性酸中毒（目标 PCO_2 为 35～40 mmHg，pH 为 7.35～7.45）。对于持续性酸中毒而无明显高碳酸血症（pH < 7.35）的患儿，在充分支持灌注和心输出量足量的情况下，可合理使用碳酸氢钠使 pH 维持在 7.35～7.45。

（5）血流动力学稳定性。血管容量对于维持足够的组织灌注和氧合是必需的，使用生理盐水（10 mL/kg）或升压药如盐酸多巴胺注射液或盐酸多巴酚丁胺注射液 5～20 μg/（kg·min）来维持组织灌注（使毛细血管再充盈 < 3 s，平均脉压 > 40 mmHg），提高收缩压和平均血压至较高水平，但仍在正常范围内（收缩压为 60～80 mmHg，平均血压为 50～60 mmHg）。

（6）吸入性一氧化氮。严重的 PPHN 患儿通常需要吸入性一氧化氮治疗，浓度从 20 ppm 开始。尽管吸入性一氧化氮治疗能够使 PPHN 患儿对 ECMO 的需求降低

50%或更多，但立即停用可能导致反弹性低氧血症和 PPHN 恶化，因此转运过程中需要评估是否继续使用吸入性一氧化氮。

（7）ECMO。ECMO 是一种心肺功能衰竭的高级生命支持手段，但由于启动 ECMO 技术难度大，条件要求高，因此在转运之前，需要有高度专业化的团队和设备实施 ECMO。直升机必须有足够的空间和载重能力才能装载转运设备和更多的人员。

（三）先天性心脏病（CHD）

某些 CHD 依赖于动脉导管的开放，以提供充分的血液混合、氧合或全身灌注。伴有肺血流量减少的发绀型 CHD，如肺动脉瓣闭锁、狭窄和法洛四联症（TOF），以及大动脉室间隔完整的转位，均要求肺动脉导管血流畅通。左心发育不全综合征是一种非发绀型先天性缺陷，通常患儿在出生后几天至一周内发生动脉导管闭合时病症变得明显。当评估为疑似 CHD 患儿时，应主要测量四肢血压值和测定动脉导管前后血氧，这些有助于区分 CHD、新生儿持续性肺高压（PPHN）和败血病。当考虑新生儿出现与动脉导管相关的心脏病变时，可以给予前列腺素 E 治疗，初始剂量为 $0.01 \sim 0.10 \ \mu g / (kg \cdot min)$，以保持动脉导管开放，其副作用包括呼吸暂停和心动过缓，严重时新生儿可能需要接受气管插管和机械通气支持。

（四）先天性膈疝（CDH）

CDH 以左侧 CDH 为常见，常与染色体异常、神经管缺陷、心脏缺陷或肠旋转不良有关，因此转运过程中还需考虑这些因素。体检中发现的舟状腹是诊断此病的线索，胸部 X 射线显示存在肠管充气影像就可做出诊断。考虑 CDH 患儿存在呼吸困难的症状，应立即插管，不要使用面罩通气；保持胃管持续开放，甚至减压引流；提供 100% FiO_2 和初始设置为 4 mL/kg 的机械通气（如果允许，可以设置为低压力和高速率），任何时候均可考虑使用高频通气（如通气不足）或一氧化氮（如存在低氧血症）；使用输血或升压药维持血压；尽量减少干预，保持耐心是护理患儿的重要原则。

（五）缺氧缺血性脑病（HIE）

HIE 是发生在新生儿出生时的神经损伤，严重的 HIE 可能导致神经后遗症。HIE 仅仅是针对脑损伤的诊断，还应注意窒息缺氧的新生儿本身可能伴有其他器官的损伤，如出现呼吸窘迫、肾功能异常、肝功能异常、弥散性血管内凝血（DIC）和需要正性肌力药物治疗的低血压、低血糖、低血钙、代谢性酸中毒、呼吸衰竭、惊厥或 PPHN 等。在转运过程中，HIE 的管理主要是器官功能支持和对症处理。

保证气道畅通和维持血氧饱和度在正常范围（早产儿 SpO_2 为 90%～94%，足月儿 SpO_2 为 95%～100%）；维持血压，保证脑灌注的稳定是关键。对于足月儿，平均动脉压（MAP）为 45～50 mmHg；对于早产儿，MAP 应等于或大于孕周。如果有惊厥出现，则用苯巴比妥治疗（负荷量为 20 mg/kg）。了解电解质情况也非常重要，注意避免严重的电解质紊乱和酸碱失衡。

亚低温治疗对 HIE 足月新生儿很重要，能够改善生存和神经发育预后。为了从低温治疗获得最佳疗效，应该在足月新生儿出现窒息后尽快开始。转运过程中也应能够主动或被动地提供低温治疗，但目前对转运过程中低温治疗的安全性和有效性数据尚不足。

（六）腹部先天缺陷及肠梗阻、消化系统疾病

脐膨出和腹裂是新生儿最常见的两种腹部缺陷，血流动力学的稳定性和体温调节对管理腹部缺陷至关重要。当出现脐膨出或腹裂时，应立即放置胃管进行胃肠减压，以防止胃肠道内气体膨胀；应建立至少一条大的静脉输液管或导管进行液体复苏；应轻柔地检查暴露的肠道是否有足够的血液循环，然后装入人工肠袋或用保鲜膜包住。在转运过程中，患儿可能需要补充生理盐水和给予额外的保暖支持，如果患儿出现呼吸窘迫，应避免使用面罩通气，否则可能会使肠道器官进一步膨胀，可考虑气管插管。对于腹裂患儿，应使患儿的缺陷部位向下，以尽量减少肠系膜血管供血紧张，避免为此类患儿放置脐导管。

肠梗阻的管理是采用多孔吸引导管持续减压引流。滞留在幽门外的气体在高空处会按照波尔定律发挥作用，并可能导致呼吸系统受损。

食道闭锁患儿中超过 75% 存在食管气管瘘。如果情况允许，应避免使用机械通气，以减少通过瘘管进入胃肠道的空气量。仅能将多孔吸引导管轻轻地伸入闭锁上部的盲端小袋，并且应放置到吸吮器以减少口腔分泌物的吸入；应抬高患儿的床头，以防止胃分泌物通过瘘管流到肺部。

随着医疗和经济水平的提高，航空医学转运是许多地区新生儿医学的重要内容，能够降低该地区新生儿的死亡率和致残率。为了避免病情恶化，提供更优质的护理及保证后续治疗的顺利开展，转运前的评估及转运过程的处理都应该达到三级 NICU 水平，而不是简单地做"搬运工"，因此掌握专业的知识和技能是非常必要的。此外，还需注意患儿及其所患的疾病在转运过程中的特殊性。应建立完善的转运机制，打造

专业的转运团队并定期进行培训。同时，还需注意与患儿家属的沟通，让其充分了解转运的风险和意义。转诊机构间有效和顺畅的沟通也极为重要，是转运安全的重要保障。

第二节　儿童航空救援

危重症儿童疾病的救治条件（人员、设备及综合能力等）要求与成人不尽相同，与新生儿又有差别，同样需要专科性极强的儿科专业人员进行救治和管理，其基本流程及适应证、禁忌证基本与成人类似。目前，国内学者认为1～14周岁的儿童均属于儿科诊治范围，14岁以后归属成人科室管理，可基本参照成人模式处理。

儿童航空救援的主要对象为危重症儿童，主要目的是通过快速转运，使患儿的病情迅速稳定，经过早期护理干预，以降低死亡率和并发症的发生。因此儿童航空转运的要求较严格，不仅需要训练有素的专科人员、航空救援资质、专业设备和系统，还需要完善的转诊和接收网络体系。

一、儿童救援转运方式的选择

1.适用于地面转运的情况

驾驶时间＜2 h，道路条件适合地面转运；稳定病情或评估在短时间（如6～12 h）内出现病情迅速加重可能性小的疾病，应首选地面转运。

2.适于航空转运的情况

对于危重症儿童疾病，如严重急性呼吸窘迫综合征（ARDS），肺出血，脑干脑炎，肝、肾功能衰竭，影响呼吸及循环系统的严重先天畸形、弥散性血管内凝血或其他不能耐受长途转运的慢性疾病等，如果有条件应首选航空转运。

在特殊地理环境，如山区等地面交通极不便利时，应选择航空转运较为合适。除了转运成本（人力、物力）高，还需有专用的起降机场或适合起降的空地，故需要借助多个部门的统一协调才能完成。儿童航空转运通常包含地面转运，因此转运团队在执行航空转运任务之前，应熟练掌握儿童救护车转运的流程及各项技能。

二、儿童航空救援团队的组成

儿童航空救援团队可以由经过航空救援培训后的地面转运团队承担。拥有合格且训练有素的转运人员是儿童航空救援团队能够发挥作用的关键。转运人员不仅需要了解和管理儿童疾病，还必须具备在转运环境下工作的能力。

（1）医疗专业人员。一般由临床工作经验丰富的医护人员组成，尤其是儿童重症监护室的医护人员和儿科专业的医护人员。每个成员均经过专业的航空救援培训，熟悉航空救援的救治流程，掌握急救的各种操作规范，善于处理各种突发事件，并遵循培训→执行→总结→再培训的模式。通常由2～3名医疗专业人员组成，包括护师、儿科医生、医疗急救人员。

（2）飞行人员。应熟悉转运所涉及的特定内容，包括飞行生理学、飞行作业、飞行安全，同时具备处理紧急情况和生存的能力。

（3）其他人员。儿童航空救援团队至少有1名医疗机构行政管理部门人员参与，以便统筹、协调各部门间的工作，并与当地交通部门、地勤人员联络，以及传达应急情况的处理指示等。此外，还应有1名或以上具有高级职称的儿童专家参与，主要负责对转运评估、具体转运方案的实施及应急情况的专科处理等的监管。

三、儿童航空救援团队的技术及能力要求

1. 转运团队的技术要求

儿童航空救援团队的所有医护人员均应充分了解儿童复苏流程，并有能力在转运过程中使患儿病情稳定，以及对常见的儿童疾病的病理和生理进行管理。掌握儿童复苏技术、儿科高级生命支持技术的内容。具体的技术要求有如下几点。

（1）熟练掌握儿童心肺复苏技术。

（2）能识别潜在的呼吸衰竭及心力衰竭，掌握气管插管和复苏囊使用技术。

（3）熟练掌握转运呼吸机、除颤仪、吸痰器的使用与管理。

（4）能熟练建立静脉通道。

（5）能识别早期休克征象，掌握纠酸、扩容等技术。

（6）能正确处理气漏、窒息、发绀、惊厥、低血糖、发热、冻伤、呕吐、腹泻、脱水、心律失常等常见问题。

（7）如配备有转运ECMO的，还需掌握ECMO的管理技术及设备的维护等。

（8）能熟练掌握儿童急救用药的剂量和方法。

（9）熟悉连续性血液净化治疗（CRRT）、人工肝、透析等的使用。

（10）掌握转运所需监护、治疗仪器的应用和数据评估，以及常见故障处理等。

2. 转运团队的能力要求

由于儿童生理功能发育尚不成熟，航空转运时易受特殊的外界因素影响。这些因素主要包括高海拔引起的低氧、噪声、振动、体温异常和湿度降低等。随着海拔升高，

大气压逐渐下降，人体内有少量积气的腔隙就会扩张，如果处于病理情况下就会加重患儿病情，出现气胸和腹胀等；当大气压下降时，肺泡内氧分压就会下降，致使进入血流中的氧减少，从而产生严重的低氧血症。此外，飞机的灵活性比救护车差，故航空转运人员除掌握丰富的医学知识、熟练的操作技能外，还应具备较强的应急能力。

四、设备要求及药品、物品的准备

1. 设备的专业要求

儿童转运所需设备要求适合各年龄段的儿童使用，如儿童适用的呼吸机（应涵盖无创通气、有创通气的各种模式）。儿童转运医疗设备需要取得适航证，如呼吸机需要经过高空转运测试，以保证高空转运下压力、氧浓度的稳定性。同时，转运的药品存储包还需要有防水、耐病原体等功能。不推荐使用从儿童到成人患者的单一通用治疗储存包，因其包含太多特定年龄不可互换的药物，可能会对儿童造成伤害。

2. 设备的重量、大小要求

由于航空转运的空间有限，对设备的大小、重量均有要求，应该配置耐用、轻便、体积小的设备作为儿童转运设备，因此团队对所携带设备及物品重量需要做常规的了解（准备物品、设备重量清单以便随时查阅）。使用民航客机转运时，转运设备还需符合国家或地区航空部门的要求。

3. 设备的安全性及兼容性要求

儿童转运设备应紧凑、耐用、易于固定，可交流电、直流电两用，且电池的续航能力时间较长。任一设备应与其他设备和接口兼容，而且重量应轻。设备应能在不降低性能的情况下承受各种温度、振动和大气压力的变化，并对其评估以确保不会干扰飞机的航空电子设备。由于气象条件可能会影响设备的性能，因此在使用设备之前应确定温度波动、振动和检测气压的变化是否会影响设备的正常使用。尤其重要的是应考虑设备的电源要求、气体利用率，以及海拔高度对不同类型呼吸机性能的影响。

4. 设备及药品摆放要求

各种治疗用品和转运设备的摆放需要遵循保证安全、易于固定（避免转运过程中脱落而造成伤害）的原则，药物的摆放以易于获得为宜。转运团队所备的物品及药品要完整，不应依赖被转诊医疗机构提供的药物或供应品（因很多被转诊医疗机构属于二级医疗机构，可能不具备相应的物品及药物，这需要在出发前做好沟通，或为转运配备齐全的常规药品及物品，并定期检查有效期及密封性等），在转运前需做好物品摆放的计划和方案，这样可以最大限度地减少潜在的医疗差错。

儿童常用转运药品清单（药品查检表）见表9-4。儿童常用转运物品准备清单（物品查检表）见表9-5。儿童常用转运设备及其重量表见表9-6。转运前应定期向飞行员提供这些信息，以便飞行员计算转运设备、药品、物品的重量。

5.其他要求

必须定期标记和检查氧源或氧气瓶。当估算特定转运所需的氧气量时，应将预期需求量增加一倍。对于儿童转运，需要具备能提供混合氧气（浓度21%～100%）的能力。测量血氧饱和度必须使用通过电磁干扰测试的脉搏血氧仪，脉冲同步很重要，尤其是出现大的振动和移动时能够保证仪器的灵敏度和精准性。

表9-4 儿童常用转运药品清单（药品查检表）

项目	所需药品	项目	所需药品
心血管药品	盐酸肾上腺素注射液（10支）	抗生素	注射用头孢噻肟钠（2支）
	盐酸多巴胺注射液（20支）		注射用万古霉素（2支，必要时）
	盐酸多巴酚丁胺注射液（20支）		注射用哌拉西林他唑巴坦钠（2支，必要时）
	米力农注射液（5支）		注射用美罗培南（2支，必要时）
	重酒石酸去甲肾上腺素注射液（3支）		氟康唑注射液（2支，必要时）
	血管升压素（5支，必要时）	呼吸系统药品	氨茶碱注射液（5支）
	前列地尔注射液（5支）		吸入用布地奈德混悬液（10支）
	羟乙基淀粉氯化钠注射液（2瓶）		硫酸沙丁胺醇气雾剂（10支）
	盐酸普罗帕酮（10支）		异丙托溴氨气雾剂（10支）
	盐酸胺碘酮（5支）		地塞米松磷酸钠注射液（10支）
	0.9%氯化钠注射液（50 mL、100 mL各3瓶）		注射用甲泼尼龙琥珀酸钠（10支，必要时）
	呋塞米注射液（10支）	止血药物	维生素K1注射液（2支）
	硫酸阿托品注射液（10支）		酚磺乙胺注射液（2支）
	盐酸异丙肾上腺素注射液（3支）		注射用血凝酶（2支）
	盐酸利多卡因注射液（10支）		氨甲苯酸注射液（2支）
	注射用硝普钠（5支）		

续表

项目	所需药品	项目	所需药品
神经系统药品	甘露醇注射液 250 mL（2 瓶）		10%氯化钾注射液（5 支）
	注射用苯巴比妥钠（5 支）		10%氯化钠注射液（5 支）
	咪达唑仑注射液（5 支）		10%葡萄糖酸钙注射液（2 支，必要时）
	枸橼酸芬太尼注射液（10 支）		普通肝素（5 支）
	注射用盐酸纳洛酮（5 支）		胰岛素注射液（2 支）
	地西泮注射液（5 支）		5%葡萄糖注射液（50 mL，100 mL 各 3 瓶）
其他用药	布洛芬混悬液（1 瓶）		10%葡萄糖注射液（50 mL，100 mL 各 3 瓶）
	注射用奥美拉唑钠（2 支）		5%葡萄糖氯化钠注射液（2 瓶）
	5%碳酸氢钠注射液 100 mL（2 瓶）		50%葡萄糖注射液（3 支）

表 9-5　儿童常用转运物品准备清单（物品查检表）

项目	气道用物名称	项目	气道用物名称
气道用物	一次性吸氧装置（1 套）		3.5 号导管（2 根）
	简易呼吸囊（大、小）（1 套）		4.0 号导管（2 根）
	吸氧面罩（1 个）		4.5 号导管（2 根）
	双腔鼻导管（1 根）		固定胶布（1 卷）
呼吸机用物	呼吸机管路（2 套）		手柄电池（1 个）
	流量传感器（2 个）	其他用物包	迷你耳罩（1 对）
	膜肺（1 个）		安抚奶嘴（1 个）
	压力测压管（1 根）		保约束带（4 条）
	双腔鼻塞（1 个）		消毒剪刀（1 把）
	加温湿化器（1 个）		小毛巾（2 条）
气管插管用物	喉镜片 0#（1 个）		棉被、水枕（1 套）
	喉镜片 00#（1 个）		压舌板（5 个）
	手柄（1 个）		电筒（1 个）
	导管导丝（1 根）		纸巾（干、湿）（2 盒）
	2.5 号导管（2 根）		生活垃圾袋（1 包）
	3.0 号导管（2 根）		医疗垃圾袋（1 包）

续表

项目	气道用物名称	项目	气道用物名称
	快速手消毒液（1瓶）		针头（10个）
	普通剪刀（1把）		监护仪（1台）
	签字资料（1套）		缝合包（1个）
静脉用物包	留置针（5枚）		血糖仪（1个）
	输液贴（3个）		听诊器（1个）
	止血带（2条）		电筒（1个）
	棉签（5包）		体温计（1支）
	茂康碘（1瓶）	监护、护理用物包	雾化器（1个）
	75%乙醇（1瓶）		吸痰管（6根）
	1 mL注射器（5副）		胃管6#（1根）
	5 mL注射器（5副）		胃管8#（1根）
	10 mL注射器（3副）		电极导联（1副）
	50 mL注射器（3副）		血氧探头（2个）
	棉球（1包）		血压袖带（2个）
	砂轮（2个）		电池（2个）
	纱布（2包）		

表9-6　儿童常用转运设备及其重量表

设备	重量（kg）	设备	重量（kg）
贝斯特转运呼吸机	10.5	一氧化氮罐（满瓶）	20.2
飞利浦监护仪	3.0	氧气罐（满瓶）	20.2
输液泵（2台）	4.0	空气罐（满瓶）	20.2
转运抢救箱（满）	15.0	一氧化氮监测仪及架子	20.0
除颤仪	5.0	额外用品和线路	5.0
各种监护、护理物品包	10.0	便携式血气分析仪	1.0
电线、插头、电缆包	2.0	药品包	4.0

五、儿童航空转运面临的挑战

（一）噪声和振动

在航空转运过程中，儿童易受到噪声和振动的影响，这会干扰医护人员对患儿的评估。同时，机组人员因长期受到噪声和振动的影响，可能导致头痛、疲劳、眩晕或听力损害（可能是永久性的）等。乘机人员可戴头盔、耳塞或耳机等保护听力。医护人员及机组人员需要学会用简单的手语或者用眼神、表情等来表达内容，并在临危时能独立地对紧急情况做出正确的处理。

（二）高海拔大气压和氧浓度变化的影响

正常情况下，大气压随海拔升高而降低，民航客机保持在 2500 m 左右时，患儿的血氧饱和度下降，同时随着海拔的升高，任何封闭区域的气体均会膨胀，这可能导致患儿临床出现气胸、气腹等问题，任何小的气漏在这种压力下都是危险的。因此，在升空前排尽胸膜腔和腹腔内的气体非常重要。由于直升机可低空飞行，因此气压下降的风险减少。

由于儿童生理功能发育尚不成熟，航空转运时易受外界因素的影响。这些因素主要包括高海拔引起的低氧、噪声、振动、体温异常和湿度降低等。随着海拔升高，大气压逐渐下降，人体内少量的积气可以使腔隙扩张，如果处于病理情况下就会加重患儿病情，如出现气胸和腹胀等。当大气压下降时，肺泡内氧分压就会下降，致使进入血流中的氧减少，从而产生严重的低氧血症和危及生命的情况。

此外，因为直升机的灵活性比救护车差，故航空转运人员除具备专业的知识和操作技能外，还应有较强的应急能力。

（三）加速或减速

由于惯性及重力的作用，直升机起飞时患儿头部突然向前可能会出现短暂的脑缺血，而在落地时可能会出现脑供血过多的现象。对于有严重颅脑外伤或者脑血管意外等患儿来说，加速或减速都有可能会引发其他的脑损伤。因此，使机身稳定并把握好直升机起降的速度对患儿很重要。

六、转运前的病情评估及准备

（1）需要评估转运的条件，包括转运出发地和目的地的天气状况、起降条件等。当接到儿童救援任务时，应该与患儿所处的医疗机构或者熟悉现场情况的人员充分地沟通，快速地获取患儿的发病情况、目前的诊治状态，以及面临的困难及预后等，同时依据病情快速地提出转运的最佳方法。通常需要综合考虑影响因素，即动员和响应时间、团队的组成结构、合适的直升机起降点、疾病的严重程度、接收诊治医疗机构的距离、转诊地区医疗机构儿科医师的专业技能，以及评估地面转运和航空转运的优点缺点，根据每位患儿的具体情况提出最佳的转运方案。

（2）儿童病情评估。如果当地医疗机构缺乏必要的救援设备及技术力量，延误转运将危及患儿生命时则需及早转运，因此应该充分评估转运的风险和利弊，充分征求家属的意见并签署救援同意书，同时通知救援团队做好救援准备，联络接收救治地区的医疗机构做好地面接机及治疗准备。依据患儿病情及家属意愿或者指令性计划确定接收的医疗机构。如果患儿病情异常危急，生命体征不稳定，原则上优先选择转运至最近的医疗机构治疗。稳定的病情对保证转运安全至关重要，应着重对呼吸和循环系统方面的评估。使患儿病情稳定的措施有以下 4 个方面。

①保证呼吸道通畅，清除分泌物，必要时行气管插管维持有效通气。

②稳定血压、心率及血氧饱和度，必要时应用血管活性药物。

③持续测温，维持患儿体温在 36.0 ～ 38.5 ℃，避免低体温及高热。

④维持血糖浓度在 4 ～ 7.0 mmol/L，必要时行静脉滴注葡萄糖维持。

（3）航空转运的禁忌，如活动性出血未能控制、气胸未做胸腔闭式引流、气腹未做处理（如胃肠减压）、休克病人循环未稳定、颅内高压伴脑疝、大面积脑出血等。面对极其凶险的情况时应权衡利弊，在家属知情并同意的基础上可考虑转运。

（4）起飞前再次评估。医护人员应再次评估气道的通畅性和患儿转运前的生命体征。转送团队应回顾或假设转运患儿时出现过的或可能出现的各种突发事件，并提出解决问题的方法和技巧。具体的问题列举如下 8 点。

①当转运化学麻醉的通气患儿时，是否能够立即获得肌肉松弛剂或镇静剂等药物？

②对所用药物是否能及时计算出合适的剂量？

③喉镜是否有完好的灯泡和尺寸合适的镜片？

④是否需要重新插入气管插管？

⑤如果呼吸机出现故障，应采取什么措施？是否可立即使用手动通气的方法？

⑥如果通气压力开始增加，应采取怎样的解决措施？由谁负责实施？

⑦单独的静脉注射失败怎么办？

⑧能否通过肌肉或直肠给予关键性药物？

（5）转运前的其他注意事项。将转运适应证、禁忌证及可能出现的风险以书面形式告知患儿家属或者有效监护人，并让其签字。在离开医疗机构至登上转运飞机之前，应该再次由 2 人进行全面地检查和核对，如检查静脉输液管道的通畅性、气管导管的位置是否适当和固定良好、监测器的工作状态，以及鼻胃管、胸廓造口管和尿液引流管的完整性；检查呼吸机并评估氧合与患儿通气的必要参数；应采取禁食、胃管引流、气道清理等措施，以及检查各种管道的固定情况等。

七、儿童航空转运过程中的注意事项

1. 体温管理

为减少转运过程中患儿出现体温失衡，应事先准备保暖用品，同时在转运过程中应关注患儿的肤温变化，使患儿体温维持在 36.5 ~ 37.3 ℃。

2. 气道护理

在直升机起飞前需要检查气道和听诊双侧肺部，如有必要需进行气道护理。转运过程中，如气道分泌物不多且不影响血氧饱和度，不造成患儿烦躁，可不必进行吸痰护理。呼吸道分泌物过多时，应及时清除呼吸道异物，保持气道畅通，并选择侧卧位，防止误吸呕吐物。在接触患儿时动作应轻柔，避免动作过重。在空中转运过程中，搬动和控制气道的操作非常困难，进行插管或需要重新气管插管时应在直升机着陆后才能完成。

对于高空转运（如民航客机转运），随着机舱升高和大气压的下降，套管中气体易发生膨胀，使用带套管的气管导管时应根据转运时的套管膨胀系数确定是否减少充气量，因此儿童应尽量避免使用带套管的气管导管。

3. 氧疗

高空转运中，随着海拔升高及大气压下降，空气的含氧量也在下降，因此对于肺部和气道情况较为严重的儿童，可能导致其肺泡氧浓度和动脉血氧分压下降。而在直升机转运中，由于海拔不是太高，这种变化不明显。短途飞行的航空转运期间，可考虑通过给予干燥的气体，使重症患儿的肺泡氧浓度增加。

4. 静脉通路管理

至少建立 2 条静脉通路，必要时进行深静脉置管，以备抢救时用药。使用固定翼飞机转运时，血流动力学不稳定的患儿头部应该对着机舱的尾部，以防止起飞时的加速度使大脑的灌注压降低。

5. 镇静和镇痛

对多处全身伤或者手术后的患儿，航空转运过程中噪声和压力的变化均有可能对其造成影响或引起不适，应进行疼痛评估，适当给予镇静或镇痛治疗，避免患儿过于烦躁造成血压、血氧饱和度的不稳定或呼吸机管道脱落等危急情况。

6. 约束和保护

转运过程中，对儿童进行有效的约束是非常必要的，既可避免直升机剧烈振动造成的伤害，还可避免因体位改变影响呼吸管道或其他管道的移位和脱落。同时，应在患儿周围做一些物理防护，避免患儿受到撞击造成伤害。

八、不同儿童疾病航空转运的特殊性

航空转运途中，适当的治疗使患儿病情稳定是安全转运的保证，救护能力应符合三级医院 PICU 的水平，即相当于一个"活动的 PICU"。不同儿童疾病转运过程的处理也不尽相同。

（一）急性呼吸困难

急性呼吸困难是儿童转运最常见的原因，首先应该区分急性呼吸困难是肺源性、心源性还是中枢源性，根据病因及轻重缓急进行处理。该类患儿在转运前应该评估造成患儿呼吸困难可能的原因，了解最近的胸片、血气分析和呼吸机参数情况等，综合考虑后给予及时处理。如需呼吸机支持的患儿，应检查插管的深度和导管大小是否合适，气管导管有无移位或阻塞，有无气胸或突发设备故障，如气体输送管断裂和呼吸机故障，以及检查气体供应情况等，有条件的可通过二氧化碳指示仪或两肺对称听诊呼吸音的质量和对称情况来确认插管位置。此外，应考虑影响通气的其他因素，如低血容量、低血压、持续性肺动脉高压或先天性心脏病等。

（二）先天性心脏病（CHD）

某些患儿主要为肺血流量减少的发绀型 CHD，如肺动脉瓣闭锁或狭窄、法洛四联症，以及大动脉室间隔完整的转位，均存在肺动脉导管开放，此时保持充分镇静很重要。某些患儿为肺血增多潜在紫绀型 CHD，缺氧及右心衰竭、肺水肿是常见的并发症，强心、利尿、扩管是基本原则。

（三）严重颅内感染或颅脑损伤、颅内高压

此时应保持气道畅通和维持血氧饱和度在正常范围内，避免过多搬动及刺激，维持血压，保证脑灌注的稳定是关键。如有惊厥出现，则用苯巴比妥治疗（负荷量为每次 3 ~ 5 mg/kg）或地西泮、咪达唑仑等肌内注射或静脉注射，注意避免严重的电解质紊乱和酸碱失衡。

（四）多器官功能衰竭（MOF）

此类患儿多器官功能极不稳定，转运前应充分做好可能出现的各种突发事件的应

对措施。在有限的时间及空间下优先保证心、脑、肾功能的稳定，消除引起 MOF 的病因和诱因，治疗原发疾病，改善和维持组织氧合，合理应用抗生素、特异性治疗等。

（五）持续惊厥状态

患儿在转运中出现持续性惊厥时必须得到有效控制，因为长时间惊厥会造成脑组织严重缺氧及水肿、出血，同时患儿会因为躁动而咬伤牙龈、舌头甚至牙齿，造成喉头水肿及气道痉挛、堵塞窒息，严重的造成肢体骨折、关节脱位，甚至破坏机舱设备，严重危及飞行安全等。紧急情况下，应行肌内注射、静脉滴注地西泮或者咪达唑仑，效果不佳时应联合使用苯巴比妥，必要时给予肌松药治疗。

随着医疗和经济水平的提高，以及科学的进步，航空医学转运将得到普及，这对降低危重症儿童的死亡率和致残率起到关键作用。儿童航空救援不是简单地做"搬运工"，因此掌握专业的知识和技能是非常必要的。此外，还需注意患儿及其所患疾病在转运过程中的特殊性。应建立完善的转运机制，打造专业的转运团队并定期进行培训。需注意与患儿家属的沟通，让其充分了解转运的风险和意义。转诊机构间有效和顺畅的沟通也极为重要，是转运安全的重要保障。每一次航空救援结束后，救援团队应召开总结大会，讨论救援方案，交流救援经验，完善救援流程，改进救援措施或者设备，并针对暴露的缺陷进行培训学习，以期下次救援任务万无一失，确保任务圆满完成。危重患儿航空救援转运是一个复杂的过程，需要一个高效的运行机制，应该从转运前、转运中、转运后等各个方面进行全面的沟通及协调，还必须根据接到的救援任务制订转运方案，从中选择最佳方案。

第三节　使用 ECMO 患者的直升机转运

ECMO 是适用于危重症和急救领域经传统治疗无效且可能恢复的心肺功能衰竭患者的支持治疗。ECMO 并不是一种新技术，自 1971 年 Hill 成功应用 ECMO 治疗成人 ARDS 以来的 40 多年中一直用于临床实践，但由于 ECMO 管理复杂和相关并发症多，限制了其只在少数专业医疗中心开展。近年来，随着新材料的发展和流程的简化，能够开展体外生命支持（ECLS）的医疗中心越来越多，因呼吸或循环衰竭而使用 ECMO 的患者数量急剧增加。有文献表明，基于 ECMO 运行管理的复杂性，将使用 ECMO 的患者转入有经验的 ECLS 医疗中心治疗可提高患者的生存率。因而，对依靠 ECMO 支持的患者进行转运不可避免。

一、使用 ECMO 转运的临床因素

（一）难治性低氧血症或高碳酸血症（机械呼吸机支持失败）

（1）为避免常规转运过程中出现不可接受的恶化风险应使用 ECMO 转运。

（2）无高频振荡通气（HFOV）的情况下无法维持正常的氧合或通气的患者应使用 ECMO 转运。

（3）依赖吸入一氧化氮治疗的低氧性呼吸衰竭的患者应使用 ECMO 转运。

（4）持续高水平气道的正压通气的患者应使用 ECMO 转运。

（二）休克

（1）脓毒性和心源性休克的患者在正性肌力作用或强心支持下，仍有顽固性休克，应使用 ECMO 转运。

（2）新生儿和儿科患者有难治性、感染性休克，应使用 ECMO 转运。

（三）可能需要 ECMO 转运的特定临床情况

（1）ARDS 恶化或急性、难治性呼吸衰竭而不能提供 ECMO 支持的医疗机构，应联系可提供 ECMO 支持的接收医疗机构实行 ECMO 转运。

（2）在原治疗机构启动 ECMO 支持的原发性心力衰竭患者或需转诊至上级医疗机构进行心脏介入治疗和评估心脏移植可能性的患者。

（3）等待肺移植的患者需要 ECMO 支持才能安全转移到移植中心。

（4）已行 ECMO 支持，但当地没有足够资源维持长期使用 ECMO 支持的患者。

（5）转运前已存在的低灌注、低血压、酸中毒程度，以及转运过程中有进一步恶化的风险。

二、ECMO 转运的禁忌

不适于 ECMO 转运的临床情况往往是 ECMO 在不合理情况下启动了支持或维持的情况。然而，非必要 ECMO 支持患者如果常规转运潜在风险偏高，也可通过 ECMO 支持转运。

三、ECMO 转运计划中应考虑的其他重要因素

（一）一般因素

（1）接收医疗机构通常与 ECMO 转运团队同属于一家医疗机构。但在某些情况下，由于各种原因（如家属要求），接收患者可能是另一个医疗机构的 ECMO 中心。

（2）影响 ECMO 转运计划的一个主要因素是 ECMO 团队到达接收医疗机构的速度，对于已经获得 ECMO 支持的患者，ECMO 团队到达接收医疗机构的及时性可能不那么重要。

（3）将患者转运到 ECMO 中心的首要任务是保证患者的安全，因此这也是影响 ECMO 转运计划的原因之一。

①在转运过程中，患者的安全是主要的，而转运患者所需的时间（即接地时间）是次要的。因此，为了保证患者的安全，转运团队到达接收医疗机构的时间有可能改变。

②如果预计转运的时间较长，则转运计划可能改变，需准备额外的物资、人员和设备。

（二）地理因素

转诊机构与 ECMO 中心之间的距离，以及转运任务的持续时间，是决定转运方式的重要考量。在优先考虑临床症状、天气和资源的情况下，再考虑地理因素。如果预计地面转运的持续时间超过 3 h，则应考虑航空转运。转运方式的选择可参考以下 3 个方面。

（1）距离 ≤ 400 km 可选择救护车转运。

（2）距离 ≤ 650 km 可选择直升机转运。

（3）距离 > 650 km 通常需要固定翼救护机转运。

（三）天气因素

（1）气象条件对航空转运的影响巨大，如冰雪天气。

（2）直升机和固定翼救护机须在符合飞行规则的气象条件下飞行。

（3）气象条件对航空转运任务的影响应始终由飞行员判断，医疗小组不提供任何意见。

四、ECMO 转运人员的组成

（一）置管医师

置管医师主要责任是负责安全和正确放置 ECMO 套管。

（1）新生儿或儿科 ECMO，通常由儿科外科医师完成置管。

（2）成人 ECMO，可由普通外科医师、心血管外科医师或负责重症监护室的医师完成。

（二）ECMO 医师

（1）必须具有管理 ECMO 患者的丰富经验。

（2）到达患者所在医疗机构后及时评估患者的全面情况。

（3）极少数情况下，患者的病情可能在 ECMO 团队到达前出现恶化（如伴有严重神经损伤的长时间心脏骤停），不再适合进行 ECMO 支持。此时，ECMO 医师必须具备足够的临床经验和判断力阻止 ECMO 的启动，并与患者所在医疗机构的工作人员和患者家属进行病情沟通；相反，如患者在 ECMO 团队到达时病情已经明显改善，没必要启动 ECMO 支持，可进行常规转运。

（4）获得患者所在医疗机构和患者家属关于 ECMO 转运的知情和同意。

（5）在置管及整个转运期间，对患者的医疗管理进行指导。

①置管时给予肝素。

②实施必要深度的镇静或镇痛治疗。

③熟练掌握机械通气的管理、血管活性药物的使用等。

（6）确保转运物品清单上的所有设备在出发时能够正常运行。

（7）在 ECMO 转运团队离开之前，与患者所在医疗机构的工作人员沟通并落实血液制品的需求。

（8）必须具备丰富的 ECMO 回路管理和患者管理方面的经验，并在转运的各个阶段管理 ECMO 回路。

（三）ECMO 护士

（1）负责管理药物、液体和血液制品，并协助 ECMO 医师对患者进行评估。

（2）在转运的各个阶段对患者进行护理。

（3）为了实现交叉任务，ECMO 护士也应具备管理患者和 ECMO 回路的经验。

（四）呼吸治疗师

如果转运飞机或救护车空间允许，ECMO 转运团队也应包含呼吸治疗师。如果条件不允许，ECMO 医师必须能够胜任以下工作。

（1）呼吸机的设置和管理，如气体连接、断开，呼吸机故障排除等。

（2）进行血气分析。

五、ECMO 转运设备

（1）ECMO 转运系统的基本配置。

①合适的血泵、离心泵或滚轴泵。

②适合患者体型的膜氧合器。

③加热和调节回路血液温度的装置（如水箱）。

④向膜氧合器提供和调节混合气体的医用气罐、调节器、软管、连接器、流量计。

⑤静脉和动脉血压监测装置。

⑥即时抗凝监测设备，如活化凝血时间（ACT）。

⑦主泵故障或电源故障时的手摇泵。

⑧电源故障的情况下，能够满足所有设备电力需求的移动电源。

⑨便携式超声机（如果接收医疗机构无法提供）。

（2）ECMO 转运团队的人员必须熟悉所有设备的电压、电流和功率要求。检查表应包括这些信息，以便能够快速核查。

（3）适合患者的体型和临床需要的呼吸机。

（4）必备的药物和足够数量的输液泵。

（5）可以提高 ECMO 转运安全性的其他组件。

①回路血液温度、血气、血氧饱和度和血红蛋白监测器。

②有或没有自动调节泵功能的气泡检测器。

③便携式空气压缩机，用于提供混合气体。

（6）适合患者转运的推车。

①能对患者进行适当的束缚。

②可完全容纳患者。

③可长时间支撑患者的体重。

六、血液制品

（1）在多数情况下，患者所在医疗机构为使用 ECMO 的患者提供血液制品，用于管路预充、置管和启动 ECMO。

（2）ECMO 转运团队必须尽早向患者所在医疗机构提供需求清单，以确保及时提供血液制品。将血液制品保存于保温盒以供途中使用。

（3）通常启动 ECMO 需要的血液产品包括 4 个单位的浓缩红细胞和 600 mL 新鲜冰冻血浆。

七、ECMO转运方式应考虑的问题

转运使用ECMO的患者是有风险的，因此必须由至少有3个人的专业团队执行，其中应包括至少1名ECMO医师。转运此类患者之前，必须确认置管方式和所用泵的类型，还必须确保ECMO管路在患者身上固定良好，如有必要应重新连接。必须确保在运输过程中有足够的氧气和电力。

氧气罐供氧的流程适用于任何类型使用ECMO的患者的转运。氧气罐应为ECMO专用，禁止与转运呼吸机共用。必须检查氧气管路中是否存在扭结，并确保氧气供应充分。在转运过程中，需要将氧气罐固定在ECMO小车、担架或床上，以便保持氧气的持续供应。

大多数ECMO控制台应配备较好的备用电源，能提供30 min至数小时的电力。然而，随着使用时间的推移，备用电源的储电性能会下降。因此，应在所有转运准备工作完成后，在转运前一刻断开室内电源并插入备用电源，以延长备用电源的使用寿命，还应备有足够长的电缆，以便降低转运风险。此外，在转运过程中应始终备有手摇泵。

ECMO的参数不足以确保患者血流动力学的监测，每位使用ECMO的患者在转运过程中需要持续监测血流动力，尤其是有创血压和血氧饱和度。确保与患者有关的重要参数始终可见，包括脉搏、平均动脉压、血氧饱和度，以及ECMO参数。

任何必要的干预和药物治疗需要在转运之前进行，所有非必要的药物必须在转运前停止使用。最后，时刻为ECMO回路中出现的意外事件做好处理准备。在转运过程中，ECMO医师需配备2个可用的管钳，以处理紧急发生的情况。

出发前应再次做安全检查，检查清单上的项目应包括以下几个内容。

（1）患者的姓名和诊断单。

（2）所有的医疗文件，包括放射照片和实验室检查单。

（3）接收医疗机构的名称、地址及从出发点到直升机停机位的最短路线。

（4）天气状况。

（5）负责转运的医师姓名和电话号码。

（6）转运的持续时间及所需的氧气、药物和其他设备。

（7）可能的转运备用计划。

八、转运环节衔接应考虑的问题

院外转运的主要特征在于持续时间较长，需要对物资（如电力设备、氧气、监测设备、药物）调配有更大的自主权，因此转运必须由经过培训的专业团队进行，以避免发生事故。关于电源需要重点考虑 4 个方面：一是必须确认 ECMO 泵及其电源的特性，某些 ECMO 泵设计适用于不同的电压；二是电源功率的输出根据直升机的转运阶段（如停止、滑行、起飞状态）和救护车起步与停止发生变化，当救护车停止时，电源可能不可用；三是考虑插头的类型；四是在监测方面，需确保有创血压、血氧饱和度和心电图的持续监测。

在不安全的环境中，从一种转运工具转换到另一种转运工具期间，始终检查所有监控的参数且不丢失任何参数才能确保患者安全。此外，患者转运的主要风险与管道回路有关。在转运期间，管道回路必须固定良好，避免置管位置移动或管道扭结和移位。

九、与直升机直接相关的问题

直升机转运使用 ECMO 的患者需要紧凑、可靠和有组织的安排。直升机上的可用空间非常有限，必须仅运输运行 ECMO 所必需的设备，且通常只允许 3 名医护人员伴随，设备和人员的数量取决于直升机的负载重量和大小。登机时，所有人员必须遵守安全规则，听从飞行员的指示，并在飞行员的协助下有序登机。

在直升机上使用的设备需经相关人员或部门批准，确认该设备适用于直升机方可使用。如果未获批准，不应直接将 ECMO 控制台连接直升机电源，否则在飞行期间无法保证控制台及直升机引擎的正常运行。某些特殊的设备不适合在航空转运中使用，如主动脉内球囊泵。

（一）安装与固定

与救护车转运不同，并非所有随患者携带的设备（如复苏所需的设备）都可安装在直升机机舱内。设备的安装必须严谨，如 ECMO 控制台应放置在患者双腿之间；紧急手摇泵应连接在控制台上；ECMO 管路需要沿着患者的腿固定，并且固定的方式应尽可能占用空间少；管钳应由 ECMO 医师手持。ECMO 医师必须保持警惕，保证没有设备干扰 ECMO 的平稳，检查 ECMO 管道回路是否有压力阻止血液的良好引流或再灌注，以及安装期间穿刺点有没有出血。

（二）起飞前

检查所有静脉通道、输液管、监测设备和排水管，确保安全；建立备用静脉通道；再次检查 ECMO 管路位置，并防止 ECMO 回路发生扭结；检查膜肺与氧气源供应的连接管；检查转运过程中是否有足够的注射器；分清哪些药物是必不可少的，哪些药物是可以暂时中断的。

通知接收医疗机构 ECMO 转运团队到达的时间，如有必要，接收医疗机构应安排救护车前来迎接。

（三）飞行期间

在直升机中，内部噪声通常大于 95 dB，不能正常通话，无线电耳机是飞行员和机上医疗团队之间的沟通工具。听诊或监听警报是不切实际的，因此医疗团队中至少有 1 人必须时刻保持警惕，监控每个设备的使用情况及参数。无论患者意识状态如何，均必须使用耳塞，以防止听力受损。在飞行过程中，氧气消耗量增加，因此监测氧气罐的耗氧量非常重要。

由于机舱内的照明较差，可能使监视仪器的使用、紫绀程度的判断、静脉输液、药物的准备等变得困难。

因机舱顶不够高无法保证静脉输液顺利进行，因此需要压力袋或额外的输注泵。使用压力袋时应避免空气进入输液管以造成空气栓塞。因振动原因，须避免使用玻璃瓶。同时机身的振动可能引起患者身体不稳定，骨折疼痛加剧，也可能影响输液速率的精确调节。

飞行期间，如地面接驳人员无法及时与机上人员联系，需要预测直升机到来的时间并做好接机准备。

（四）降落

必须重新检查 ECMO 控制台和所有设备的参数，断开直升机 ECMO 电源插头并妥善放置。患者需在医护人员的保护之下缓慢下机，然后送至接收医院的复苏单元重新妥善安装并固定 ECMO。检查 ECMO 管路是否仍附着在患者身上，确认没有出血。ECMO 控制台及其膜肺必须安装在专用的手推车上，手摇泵固定在手推车的固定架上，管路钳挂于滑架上。重新连接电源，将氧管接入墙壁氧源接口，并对空气和氧气混合器进行设置。直升机担架应尽快归置于直升机，以减少直升机不必要的地面逗留时间。

（五）海拔高度的影响

随着海拔升高，温度和大气压降低，氧分压下降，这种变化会影响膜肺的气体交换能力。随着大气压降低，气体体积增大，而直升机在 609 m 的高度时，气体体积增大约 8%。胸部、脑部和腹腔内的气体都将与机舱压力下降成比扩大。气管内囊中的空气也会膨胀，可能导致气管损伤，因而气管内囊应填充生理盐水，或及时调整压力。肺动脉导管球囊应完全取出，所有手术引流管应保持松开。随着海拔升高，温度下降更大，危重患者可能出现体温过低的风险。

（六）安全

患者和转运团队的安全至关重要。飞行人员及一般救援人员应接受航空医学转运培训，而转运团队的医护人员需要额外的培训，以便在 ICU 之外提供充分的重症监护支持。禁止向飞行员施加压力以改变正常的安全程序，机长负责判断起飞条件，不受患者病情的影响。刚刚接受 ECMO 治疗的患者通常需等待病情足够稳定，以便更容易和更安全地转运。

第四节　捐献供者和离体器官的直升机转运

随着国内器官移植相关法规和制度的日益完善，器官移植步入健康发展的良性轨道，但有限的冷缺血时间仍是制约器官移植发展的主要因素之一，包括直升机转运的多种交通方式有效联合应用是缩短器官转运时间和保证器官质量的重要途径。本节就器官移植的若干基本问题，以及捐献供者和离体器官的直升机转运应注意的事项进行简单介绍。

一、我国移植医学发展现状

2007 年，我国开始公民逝世后器官捐献试点工作。2010 年 1 月，为推动器官捐献工作的开展，卫生部（现为国家卫生健康委员会）委托中国红十字会总会开展人体器官捐献的相关工作。2010 年 3 月，卫生部和中国红十字会总会联合正式启动了由 10 个省（市）参与的器官捐献试点工作，拟建立中国器官捐献系统。2013 年，国家卫生和计划生育委员会（现为国家卫生健康委员会）出台了《人体捐献器官获取与分配管理规定（试行）》，确立了以卫生行政主管部门（各级卫生和计划生育委员会）为政策制定和指导部门，移植医院为人体器官获取组织（OPO）依托单位的器官捐献模式，同时规定了人体捐献器官必须通过"中国人体器官分配与共享计算机系统"进行分配。

自 2015 年起，中国公民逝世后器官捐献全面取代司法途径供体来源，成为器官移植使用的唯一来源，我国器官短缺的形势更加严峻，扩展标准器官捐献供体（Expanded Criteria Donors，ECD）提供的器官被越来越广泛的应用，并且逐渐成为捐献器官的主要来源，但这些器官对缺血、缺氧更加不耐受，供受者之间数量的巨大差距，使得器官保存越来越受到重视。为了让每一个受者能及时得到最佳的器官，国内外学者致力器官保存液及器官保存技术的研究，使得器官保存技术得到了很大的提升。同时，各种器官保存液在临床的应用，为器官保存及器官移植的成功提供了有效保障。但有限的冷缺血时间仍是制约器官移植发展的主要因素之一。以常规低温保存方式为例，肾脏冷缺血须小于 24 h，肝脏、胰腺须小于 12 h，肺脏须小于 8 h，而心脏仅可允许 6 h 的冷缺血时间。因此，包括直升机转运的多种交通方式的有效联合应用是缩短器官转运时间、保证器官质量的重要举措。

二、离体器官来源

2011 年 2 月，卫生部人体器官移植技术临床应用委员会通过并公布了中国人体器官捐献分类标准（简称"中国标准"）。该标准分为以下 3 类：

中国一类（C-Ⅰ）：国际标准化脑死亡器官捐献（DBD），即脑死亡案例。经过严格医学检查后，各项指标符合脑死亡国际现行标准和国内最新脑死亡标准，由通过卫生部委托机构培训认证的脑死亡专家明确判定为脑死亡；家属完全理解并选择按脑死亡标准停止治疗、捐献器官；同时获得案例所在医院和相关领导部门的同意和支持。

中国二类（C-Ⅱ）：国际标准化心脏死亡器官捐献（DCD），即包括 Maastricht 标准分类中的 Ⅰ～Ⅳ类案例。

中国三类（C-Ⅲ）：中国过渡时期脑-心双死亡标准器官捐献（DBCD），与 Maastricht 标准的Ⅳ类相似，属可控制类型，符合脑死亡诊断标准。由于脑死亡法尚未建立，且家属不能接受在心脏跳动状态下进行器官捐献，对于此类供者，应按 DCD 程序施行捐献，即撤除生命支持，待心脏停跳后实施捐献。C-Ⅲ符合中国国情。

三、器官捐献流程

中国一类（C-Ⅰ）器官捐献获取流程，如图 9-1 所示。中国二类（C-Ⅱ）器官捐献获取流程，如图9-2所示。无ECMO辅助中国三类（C-Ⅲ）器官捐献获取流程，如图9-3所示。ECMO辅助中国三类（C-Ⅲ）器官捐献获取流程，如图9-4所示。

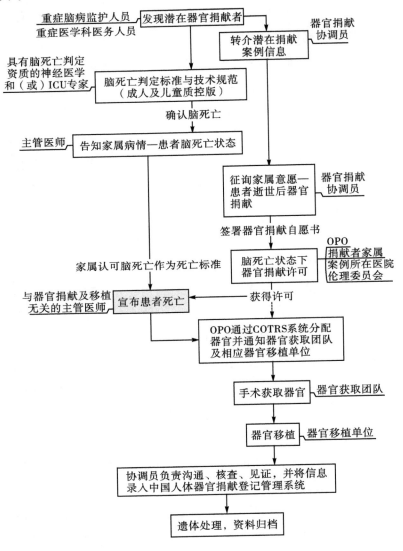

ICU为重症监护室；OPO为器官获取组织；COTRS为中国人体器官分配与共享计算机系统

图9-1 中国一类（C-Ⅰ）器官捐献获取流程

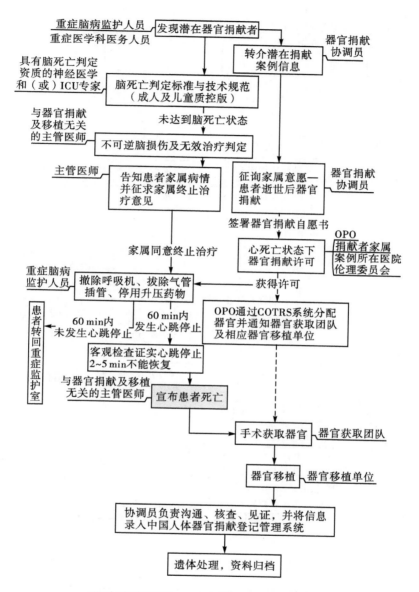

ICU为重症监护室；OPO为器官获取组织；COTRS为
中国人体器官分配与共享计算机系统

图9-2 中国二类（C-Ⅱ）器官捐献获取流程

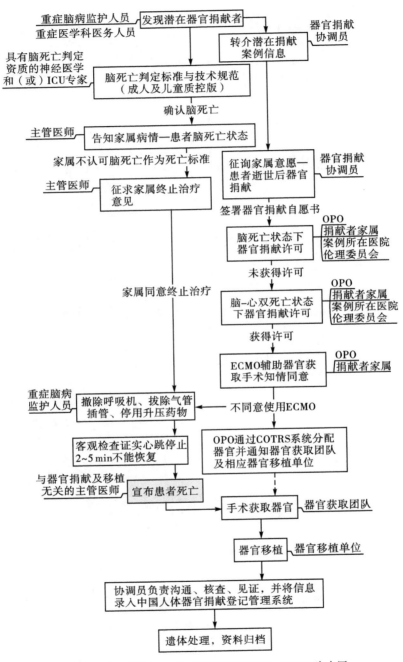

ICU为重症监护室；OPO为器官获取组织；COTRS为中国
人体器官分配与共享计算机系统；ECMO为体外膜肺氧合

图9-3 无ECMO辅助中国三类（C-Ⅲ）器官捐献获取流程

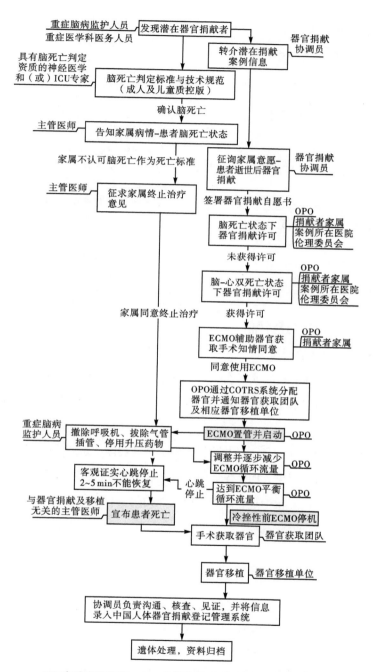

ICU为重症监护室；OPO为器官获取组织；COTRS为中国人体器官分配与共享计算机系统；ECMO为体外膜肺氧合

图9-4 ECMO辅助中国三类（C-Ⅲ）器官捐献获取流程

四、器官捐献禁忌证

器官捐献禁忌证见表9-7。

表9-7　器官捐献禁忌证

相对禁忌证	绝对禁忌证
①已经控制的中枢神经系统或皮肤恶性肿瘤 ②已治愈的感染性疾病 ③乙型肝炎病毒（HBV）、丙型肝炎病毒（HCV）血清学阳性 ④供者患有内科疾病（高血压合并肾病、糖尿病合并肾病、系统性红斑狼疮） ⑤年龄＞65岁 ⑥小肠穿孔合并肠内容物外溢等	①颅外恶性肿瘤 ②严重的细菌、真菌和病毒的全身性感染（尤其是由多重耐药菌引起的全身性感染）、血行播散型肺结核 ③人类免疫缺陷病毒（HIV）感染、HCV感染 ④相关移植器官的慢性疾病 ⑤严重高血压 ⑥严重弥散性血管内凝血（DIC） ⑦镰状细胞贫血或其他血红蛋白病 ⑧最近有静脉注射吸毒

五、供者及器官功能评估

1. 捐献供者的评估内容

（1）是否为致命性疾病或损伤，以及对器官功能的影响。

（2）是否为脑死亡或心脏死亡等不可逆损伤，以及脑死亡过程中对器官功能的影响。

（3）心脏、肺、肝、肾，以及胰腺等捐献器官功能状态或受损程度。

（4）是否有合并感染、DIC等全身疾病，以及全身状况对器官功能的影响程度。

（5）疾病、预后、救治过程影响器官功能的因素和环节。

2. 不同器官移植的标准供者

（1）肝脏。

①年龄＜50岁。

②无肝胆疾病。

③无严重的腹部损伤，无全身感染或肿瘤。

④尿量＞50 mL/h，血清肌酐＜133 μmol/L。

⑤血流动力学和呼吸功能稳定：收缩压＞100 mmHg（1 mmHg=0.133 kPa，下同），中心静脉压＞5 cmH$_2$O，盐酸多巴胺用量＜10 μg/（kg·min），血气分析指标基本正常。

（2）肾脏。

①年龄 10 ～ 39 岁。

②死亡原因为非脑血管疾病。

③血清肌酐＜ 133 μmol/L。

④无高血压。

（3）心脏。

①年龄＜ 50 岁。

②心脏超声波检测没有室壁运动异常，左心室射血分数＞ 50%，瓣膜结构功能良好。

③多巴胺用量＜ 15 μg/（kg·min）。

④供、受者体重量比例为 0.7 ～ 1.5。

⑤冷缺血时间＜ 4 h。

⑥心电图正常或轻微 ST–T 改变，无心脏传导异常。

⑦无细菌、真菌、分枝杆菌等的全身性感染。

⑧血清学检查排除 HBV、HCV、HIV 等病毒感染。

（4）肺脏。

①年龄＜ 55 岁。

②胸部 X 射线正常。

③动脉血气分析在 $FiO_2=1$、$PEEP=5\ cmH_2O$ 时，$PaO_2 > 300\ mmHg$。

④纤维支气管镜检查没有脓性分泌物或误吸。

⑤无恶性肿瘤。

⑥无细菌、真菌、分枝杆菌和病毒等病原体的全身性感染。

⑦无肺部创伤、挫裂伤或损伤手术修复史。

⑧无长期或大量吸烟史（超过 5 年的吸烟史或在过去 1 年每天吸烟超过 20 支）。

（5）胰腺。

①年龄＜ 55 岁。

②无酗酒史。

③个人或家族无糖尿病史。

④血淀粉酶水平正常。

⑤符合肾移植的选择标准。

六、常见离体器官保存方式

（一）静态低温保存液保存

目前，临床常用的器官保存技术为静态低温保存（SCS），因为低温保存技术要求简单，不需要复杂昂贵的设备，而且运送过程相对容易。低温保存的优势在于其可以减缓器官新陈代谢。

热缺血时，缺氧会导致细胞内三磷酸腺苷（ATP）快速减少，细胞膜内外的电解质重新分布，合成反应减少，但分解反应持续存在，包括乳酸堆积、细胞内 pH 降低、蛋白水解、脂解，以及脂质的过氧化反应。低温环境下，分解反应虽然大幅减慢，但并未停止。温度每降低 10 ℃，新陈代谢率降低 2 倍，将器官温度从 37 ℃降至 0 ℃，可以将其新陈代谢率降低 12 ～ 13 倍。SCS 是将器官置于一个充满保存液的无菌包装袋里用保存液浸泡，无菌包装袋外套一个装满碎冰的包装袋。此保存方式的优点在于各地通用，方便运送，适用于心、肝、肺、肾、胰腺等所有实质性器官的保存。

（二）离体灌注保存方式

1. 机械灌注原理

目前，临床上器官保存仍以 SCS 为金标准，低温一方面可降低组织代谢，另一方面保存液成分有助于减轻细胞水肿。然而，细胞温度下降，可降低能量消耗和代谢产物累积，而并非停止代谢。ATP 消耗可导致细胞膜内外电解质失衡、钙离子内流、磷脂酶激活等，进而导致细胞水肿。SCS 过程中，代谢产物聚积可在再灌注时产生毒性物质，进而引发下游缺血或再灌注损伤相关的通路。此外，SCS 还可对器官造成低温直接损伤和温热的再灌注血液造成的复温损伤。SCS 无法对器官进行动态监测，移植时难以确定器官质量。机械灌注（MP）将器官血管连接至 MP 系统，在器官保存、转运过程中持续灌注。根据维持温度不同，可以分为低温（4 ～ 6 ℃）、亚常温（20 ～ 25 ℃）和常温（37 ℃）机械灌注。与 SCS 相比，MP 至少在理论上可持续向器官供应营养物质，并不断清除细胞的毒性代谢产物和自由基，从而维护细胞活力，以耐受缺血或再灌注、复温等带来的损伤。MP 还能维持脉管系统的血流动力学刺激，减少血管痉挛，并实时监控血管阻力、灌注压、灌注液生化指标等参数来动态评估器官活力。未来，MP 还很有可能通过药物、基因治疗等干预措施来改善器官质量。

2. 机械灌注产品

目前，正在研究的 MP 设备非常丰富，几乎涵盖了所有实体器官移植，包括有氧灌注和无氧灌注，以及低温、常温、控温设备。据相关资料表明，面市的 MP 设备仍以肾脏低温无氧机械灌注为主，包括美国 Organ Recovery Systems 公司的 lifeport Kidney Transporter、美国 Waters Medical Systems 公司的脉冲式灌注泵 RM3 系统，以及荷兰 Organ Assist 公司的 Kidney Assist，其中 lifeport Kidney Transporter 应用最广泛。肾脏常温灌注系统也进行了临床试验，有报道称效果优于低温机械灌注，但产品尚未面市。一些公司还在研发可多器官共用的机械灌注平台，包括美国 TransMedics 公司的 Organ Care System 等。现我国只有美国 Organ Recovery Systems 公司的 lifeport Kidney Transporter 广泛应用于肾脏低温机械灌注保存外，其余产品尚未在我国面市。

七、一般转运过程

（一）评估

经过严格的医学检查，按照标准严格进行脑死亡评估，由国家卫生健康委员会委托机构培训认证的脑死亡专家明确判定为脑死亡或不可逆性脑损伤，在地区红十字会组织见证下进入捐献环节，根据器官功能评估及维护效果确定捐献器官及获取时间，按照国家捐献器官分配系统进行器官分配，然后确定获取地点及获取离体器官后的保存方式、转运地点和转运方式。

（二）合理安排转运工具及衔接

OPO 及转送人员应熟悉各转运工具的优势和劣势，根据获取器官的缺血时间要求及路面交通状态、天气状况等因素合理设计和安排转运工具的使用及衔接，目的是尽量缩短交通转运时间。常用转运工具的比较见表 9-8。

表 9-8 常用转运工具的比较

项目	分类			
	救护车/商务车	动车/高铁	直升机	固定翼飞机
医护人员空间	足够	足够	可容纳 4 人	可能受限
噪声	小	小	很大	中等
距离	0～200 km	＞200 km	≤500 km	＞300 km
速度	＜120 km/h	200～300 km/h	≤300 km/h	≤750 km/h
时间控制	可控	不可控	可控	不可控
延误原因	交通状况	极少	天气状况/航空管制（少见）	天气状况/航空管制
转运成本	低	低	高	高

（三）转运人员安排

离体器官原则上由拥有移植医学背景的器官协调员、医生、护士或经过培训的其他人员进行转运，携带器官转运安检证明，能合理利用绿色通道等公共资源，转运途中应确保容器完整及正常使用，避免器官冻伤或保存不佳。

（四）转交衔接

离体器官转运至目标单位后，由转运人员与接收人员共同核对供、受者信息，检查器官完整性及保存状态，完成交接任务。

八、直升机转运在器官捐献与移植中的优势及作用

在器官捐献与移植工作中，根据实际情况及条件要求，需要由捐献医院转运捐献供者至获取医院或由获取医院转运离体器官至移植医院，均须尽量减少转运时间，器官捐献的工作人员须合理安排各种转运工具的衔接。直升机转运可不受地面交通状态的限制，合理的转运程序可缩短转运的时间，减少捐献供者在转送过程中意外的发生率或缩短离体器官的冷缺血时间，在保障捐献供者安全或保证离体器官质量方面起着非常重要的作用，在路面交通状态不佳时此优势尤为明显。

在器官捐献与移植中直升机主要有以下几个作用。

（1）转接循环稳定的脑死亡捐献供者。

（2）转接 ECMO 支持的循环不稳定捐献供者。

（3）运送专家至外院进行器官获取并转运器官。

（4）由获取医院运送已获取的离体器官至移植医院或民用机场。

九、直升机转运的程序

在器官捐献与移植中使用直升机完成转运任务以转接捐献供者的过程最为复杂，现以直升机转接捐献供者为例进行必要的程序设计，其余任务均可参照此项任务执行。直升机转接捐献供者程序见表 9-9。

表9-9　直升机转接捐献供者程序

步骤	过程	考虑事项或措施
1	评估供者循环状态	评估供者循环状态是否平稳、血管活性药物及尿量情况，预测转运过程中可能发生的最严重并发症
2	评估供者转运所需的技术支持	转运之前如何维持循环稳定，明确动、静脉管路数量及通畅程度，保证监测仪器正常工作，是否需要 ECMO 支持等

续表

步骤	过程	考虑事项或措施
3	判断转运时间是否"关键"	根据供者循环状态及路面交通情况判断转运时间是否"关键"，如果"不关键"，则确定合适转运工具的可行性；如果"关键"，须考虑直升机由治疗机构转接至接收机构所需要的时间
4	考虑转运的过程	可用的资源、天气状况、地面交通等

（1）第一步，准确评估捐献供者的循环状态。治疗过程中的血流动力学的波动程度，血管活性药物使用的种类、数量、用量及每小时尿量和乳酸水平等情况可初步判断捐献供者循环系统及有效灌注状态。同时，需要预测转运过程中可能发生的严重并发症，并提前做好必要准备，如机上紧急器官获取或 ECMO 技术支持等。

（2）第二步，若评估捐献供者循环功能平稳，不需血管活性药物维持或使用血管活性药物剂量不大，近 6 ～ 12 h 血压、心率等无明显波动，尿量及乳酸水平正常，可考虑常规转运，机上配备必要的药物及液体维持，保证呼吸及动脉、静脉管路通畅和监护仪器的正常工作，转运前检查血管活性药物剩余剂量，原则上要求飞行过程中避免更换血管活性药物通路或种类，因飞行途中的振动及颠簸可增加意外发生的概率。

若评估捐献供者循环功能不稳定，需要大剂量血管活性药物维持，近 6 ～ 12 h 血压、心率波动过大，尿量减少或无尿，乳酸水平持续升高等，此类捐献供者常规转运风险较高，需要考虑放弃转运，在当地进行器官获取或 ECMO 支持后再次评估转运的可能性及风险，同时配备有能力在转运途中可随时进行器官获取的人员，以及做好所需物品的准备。

（3）第三步，根据捐献供者循环状态及路面交通情况判断转运时间是否"关键"。如果捐献供者循环稳定，医学评估提示可耐受较长的转运时间，此种情况需要考虑选择转运工具及可行性，如利用救护车转运所涉及的路面交通情况，包括路面交通拥堵情况、路况好坏，以及转运需要的时间等，提前制订转运路线并准备好必要的药品、器材等。

如果医学评估捐献供者无法耐受长时间的转运，提示转运时间"关键"，此种情况可考虑直升机转运，须详细计算转运过程所花费的时间，包括直升机飞行至捐献供者所在医疗机构花费的时间、捐献供者由原治疗单元送至直升机及到达目的地后将捐献供者送至 ICU 所花费的时间，同时应考虑受天气等因素对转运过程的影响。

（4）第四步，考虑和解决捐献供者转运的过程及问题。包括当地可用的资源、天气因素、地面交通状况及着陆区域等。一般需要考虑以下几个方面。

①直升机转运前需考虑天气因素，明确飞行的可能性。

②必要的物品及人员准备，包括维持循环系统及抢救所需的药物及物品，确认转运过程中的氧源和电源充足，根据对捐献供者循环系统的医学评估结果判断是否需要准备紧急器官获取或 ECMO 支持的设备和耗材，以及随行的团队。

③确定和清理着陆区域的环境，必要时要求当地政府或交通部门在医院周边空旷地带进行临时交通管制作为着陆地点。

④提前制订捐献供者由原治疗单元转送至直升机再到着陆区域的路线，明确路线、路况及完成转运所需要的时间，必要时应提前演练。

⑤当确定的着陆地点离所在医疗机构较远时，可考虑用救护车转运至着陆地点。

⑥合理安排时间节点，在当地医疗机构进行直升机转运前，直升机须提前到达着陆点等待转运团队及捐献供者的到来；直升机即将到达接收医疗机构前，接诊团队须提前到达着陆点，以减少捐献供者在外逗留的时间。

十、空中、地面联运案例分享

我心飞翔——桂林至北京"千里送心"

2014 年 5 月 1 日，南方航空广西分公司运行指挥部收到桂林解放军第一八一医院发来的申请函，得知 2 名医生携带供体心脏由桂林前往北京为一位 12 岁男孩进行心脏移植手术。南方航空广西分公司桂林签派室迅速将这一信息通知该公司的飞行、机务、货运、地勤服务、客舱等各个部门，要求各部门做到保障航班正点，不受航班流量控制等因素的影响。

5 月 2 日 17 时，解放军第一八一医院的潘禹辰医生将刚摘取的心脏小心翼翼地放入储存箱，快速走出手术室，大步地走向早已停在大门外的救护车。一路上，救护车警笛长鸣，朝着桂林两江国际机场飞驰，潘禹辰的手始终紧紧地护着这个红色的储存箱。

当天 17 时 25 分，这辆救护车到达桂林两江国际机场，已经换好登机牌的南航工作人员已经在车边等待。潘禹辰医生一直紧紧提着储存箱，在工作人员的带领下通过绿色快速通道，顺利登上飞机。乘务员把他安排在头等舱第一排的位置，身边的一个座位用来放置储存箱，乘务员用软垫等物品对储存箱进行固定，并且绑上安全带，确保储存箱飞行途中的稳定。

当天 17 时 54 分，在本次航班最后 2 名乘客登机后，CZ3287 的舱门提前关闭并开始滑行，18 时 01 分，该航班提前 15 min 起飞，飞向千里之外的北京。而在北京首都国际机场，航班落地后的各项准备工作正在紧张而有序地进行。

据北京安贞医院医务部副主任刘愚勇介绍，按照原计划，北京安贞医院的救护车会在机场外等待，从机场出来后走京平高速、京承高速，到北四环过安慧桥再到北京安贞医院，大约需要 1 h。由于担心小长假北京路面交通出现拥堵，为了确保"爱心"及时送达手术室，经过北京 120 急救中心等多方协调，当天 19 时 38 分，一架华彬天星通航紧急医疗救援直升机从密云机场飞往首都机场接应，搭载"爱心"送达北京安贞医院。

当天 20 时 20 分，CZ3287 航班在北京首都国际机场徐徐降落，这比计划时间提前了 35 min。紧接着，潘禹辰提着储存箱上了机场安排好的一辆专车，专车送他直奔 T2 航站楼，这架早已于当天 20 时 11 分降落在此等候的直升机，搭载他于 20 时 39 飞往北京市区。此时，北京交通管理部门已经做好了为直升机降落市区的预案，大批交通警察在北京安贞医院西门以北的路段提前采取临时交通管制措施。

当晚，大批交通警察封闭了这个宽 50 米，长 100 多米的桥头，市民自发组织的 3 辆私家车已开着近光灯为直升机指明夜航降落的桥头道路，一位女地勤人员用手电筒引导直升机在这里稳稳降落……经过 4 个多小时的千里传递，当天 20 时 53 分，这颗"爱心"被送往了北京安贞医院的手术室。

器官捐献，是拯救生命的神圣事业，每个捐献供者都是大爱之举，每个器官均来之不易，捐献供者或离体器官的转送需要捐献工作人员或转运人员充分利用公路、铁路、航空等交通资源，执行无缝衔接，力争缩短转运时间，以保证捐献供者的安全及移植器官的质量，造福移植受者。

第十章　心理救援在直升机救护中的应用

直升机救护需面对危重患者和复杂的任务环境，心理应激难以避免，国外航空医学救援非常重视心理救援，有不少成熟经验。但我国近几年心理救援才受到各方面重视。本章就直升机救护中常见的心理应激进行分析，并提出建议，以供探讨。

心理救援（PFA）被世界卫生组织（WHO）定义为"为正迫切需要或可能需要心理支持的人提供人道主义的、支持性的响应"。救援实践中多由接受过一定 PFA 训练的医护人员实施，大规模伤亡救援中常常调集精神科或临床心理专业人员支援。直升机救护服务对象多数是危重患者，尤其是灾害现场救援时，患者及其家属、救援的群众，甚至救援队员自身承受各种心理压力，但从业人员普遍缺乏系统的心理救援知识。以下就航空医学救援中的心理问题及常用的治疗方法展开述叙。

一、心理救援的对象

（1）第一级人群为亲历灾害的人员，如幸存者等。

（2）第二级人群为灾害现场的目击者，如目击灾害发生的灾民、现场指挥者、救护人员（消防人员、武警官兵，医疗救护人员及其他救护人员）。

（3）第三级人群，即与第一级、第二级人群有关的人，如幸存者和目击者的亲人等。

（4）第四级人群，如后方救援人员、灾害发生后在灾区开展服务的人员或志愿者。

心理救援中，首先应进行心理创伤评估。一般要求在 15 ～ 20 min 完成，主要了解事件的性质和受害者情况，包括受害者在事件中的角色（幸存者、目击者等），然后评估受害者属于心理疾病的高危人群还是低危人群。

可列入高危人群的有以下几种。

①目前的心理失衡状况直接与某种特殊事件相关的人。

②出现急性极度焦虑、紧张、抑郁和失望等情绪反应或有自杀倾向者。

③出现严重应激症状的人群。

④近期暂时性丧失解决或处理问题能力的人。

二、直升机救护常见的心理问题

直升机救护的对象主要为危重患者，患者及其家属和医务人员均可因外部或个体应激源的作用产生应激反应，出现一系列相关的心理问题和精神障碍，常见的表现有以下几个方面。

（一）患者方面

患者受到伤病突然打击，加上救援时间仓促，直升机空间狭小，以及颠簸、振动、噪声等诸多因素影响，患者可出现紧张、恐惧、焦虑、悲观等情绪反应，严重时可出现惊恐发作，如恐惧伴有濒死感、肌肉紧张、坐立不安、全身发抖或全身无力，同时伴有严重的自主神经功能紊乱症状，如出汗、胸闷、呼吸困难、过度换气、心动过速、心律不齐、头痛、头昏、四肢麻木和感觉异常等。部分患者经历了创伤应激性事件，如重大交通事故、工业事故、地震、飞机失事、性暴力、抢劫、绑架等，可出现急性应激反应。因在躯体疾病导致水电解质酸碱平衡紊乱、内分泌代谢问题、营养缺乏、机体内酶和血液成分的改变等内源性因素作用下可出现谵妄状态。

1. 惊恐发作

主要表现为感到一种突如其来的紧张害怕，惊恐发作通常起病急骤，终止迅速，通常持续 20 ～ 30 min，很少超过 1 h。

2. 急性应激反应

轻者表现为情绪紧张、感觉过敏、惊慌失措、疲劳无力等；重者表现为抑郁、恐惧、焦虑、木僵、遗忘，以及植物性神经功能紊乱（如心悸、多汗、厌食、恶心、尿急、颤抖等）、肢体麻痹、失明等。

3. 谵妄状态

以注意障碍和意识障碍为临床特征。注意障碍主要表现为定向、聚焦、维持及变换注意力的能力下降，易被无关的刺激影响而分神。意识障碍则表现为意识水平下降，对环境的反应甚至自身定向能力的减弱。可伴有错觉或者幻觉、睡眠-觉醒障碍、焦虑、抑郁、恐惧、愤怒、欣快和情感淡漠等情绪行为障碍。谵妄进展较快，在傍晚和夜间加重。在夜间或者缺乏外界刺激的情况下，这种紊乱的情绪状态往往表现为呼喊、尖叫、咒骂、咕哝、呻吟或者制造出其他声音。

（二）患者家属方面

面对亲人的疾病变化，对救治的期待值极易使他们出现负性心理及剧烈的情绪波动，会出现易怒、不安、恐惧、哭闹等情绪和行为。部分家属获悉或目睹亲密的家庭成员发生了应激性事件，还可能出现心动过速、非真实感、麻木、情感反应迟钝、意识清晰度下降，以及激越性活动过多，如哭闹不休，部分出现号啕痛哭、捶胸顿足、扯衣毁物、以头撞墙或有自杀姿态等。

（三）医护人员方面

因直升机救护任务转换快、救援工作量大，以及具有难以预测的危险性等，易使医护人员产生烦躁不安、易怒、恐慌、缺乏安全感等负性情绪。持续性警觉、过度疲劳等易引起医护人员胃肠道不适、头痛、肌肉紧张等生理方面异常变化。面对积极救治却无任何效果的救援失败事件，医护人员可能出现内疚、自责、郁闷、否定、无助等情绪障碍。这些负性情绪如得不到及时地调整和宣泄，可能导致人格发生改变，通过抽烟、酗酒，甚至滥用精神药物或毒品舒缓压力，严重损害身心健康。

三、直升机救护心理应激分析

（一）心理应激

心理应激是心理上的一种异常紧张状态，人在面临意外事故、惊险场面或对环境不适应的情况下，往往产生强烈的心理反应，严重者甚至导致应激相关的精神障碍或躯体疾病。在创伤性事件中，常见的心理反应主要包括以下3个阶段。

第一阶段为立即反应阶段。发生在暴露与应激后不久或当时，如果为一般性应激，其主要心理反应为焦虑或恐惧等；如果应激严重，则表现为麻木、否认等，甚至不知所措，这称为"类休克状态"。

第二阶段为完全反应阶段。当事者感到激动、焦虑、痛苦和愤怒，也可出现罪恶感、退缩或抑郁情绪，还有可能试图通过改变自己的行为或环境来缓和应激的影响，如采取逃避行为，远离应激源或提高自己的应付技能等。

第三阶段为消除阶段。当事者努力恢复心理上的平衡，控制焦虑和抑郁情绪，恢复受损害的认知功能，同时可能采取各种心理防御机制或争取亲友、同事和社会的支持以使自己从恐慌和焦虑中安定下来，并接受事实为将来做好计划。

绝大多数幸存者通过自身调整或者外界帮助，在一段时间内可恢复心理平衡和功能，有少部分人可能出现创伤后应激障碍或诱发其他精神障碍等。

（二）影响心理应激的因素

（1）人格特征。容易出现心理危机的人，往往在人格上有一定的特异性，如看问题片面，情绪不稳定，性格内向，缺乏自信，自控性低，易冲动，尤其是人格中高度的"负性情绪或神经质"特质更是心理危机转变为创伤后应激障碍的人格弱点。

（2）认知模式。对灾难性危机事件的认知和评价是决定其心理应激反应的主要中介和直接动因，对其情绪异常、行为偏差程度、持续时间，以及采取的应对方式有极大的影响。

（3）应对方式，即个体为解决或减轻事件对自身影响的各种策略。包括认知和行为措施，其结果为积极应对（适应）或消极应对（适应不良）。

（4）社会支持系统及利用度。包括亲友、邻里及各种社会机构等社会支持系统所给予的感情支持、信息交流、经验分享、帮助协同等，均是心理危机的"缓冲垫"，对其心理危机的发生率有着重要的影响。

（5）文化背景等其他因素。诸如相关知识、受教育程度等。

（三）伤员心理应激的表现

研究显示，灾难性事件使伤员出现心理精神障碍的发生率为10%～20%，其心理应激反应可有多种表现，常见的情绪反应包括焦虑、恐惧、抑郁、愤怒等。主要的应激行为反应包括逃避与回避、退化与依赖、敌对与攻击、无助与自怜或物质滥用等。

（1）重现。反复回忆事件场景，或者把场景扩大化，强化心理恐惧感。

（2）回避。不愿意回忆或谈论伤情事件，试图淡化、逃避压力源。

（3）恐惧。可产生莫名其妙的恐惧，甚至对自身伤病、家人安全状况及未来前景均非常担心。轻者表现为担心、疑虑，重者表现为恐惧不安。

（4）抑郁。因心理压力可导致情绪低落，悲观绝望，常表现为静坐发呆，郁闷之情难以表述或对外界事物不感兴趣，言语减少，不愿与人交往，不思饮食，没有方向感，以及失眠、入睡困难、睡眠浅、多梦等，严重者甚至出现自杀倾向和行为。

（5）焦虑。因伤情所致不适引起明显焦虑，感到紧张、忧虑、不安，甚至以为大祸临头，还可出现多种自主神经和（或）交感神经系统亢进的体征等。

（6）感恩。表现为对赖以逃生的人、物品，如救护人员、担架、床板等有过分感恩之情。

（四）救护人员心理应激表现

直升机救护工作中，所有救护人员既是灾难性突发事件的救援者、处理者，同时也是灾难性事件的经历者和二级受害者。不同人员的心理应激各有不同，主要是心理防线弱，心理承受能力降低，心理负荷加重，出现恐惧等多种不良情绪反应及行为异常等。

1. 认知方面

在救援中，救护人员身临其境，目睹和感受灾害事件带来的冲击，可能改变其原有的某些信念，对人类的渺小和无能感到沮丧，心理上产生对环境的失控感和不确定感，对自己、对生活、对人失去信心，丧失活动能力与兴趣。持续面临严峻的救援形势和艰苦的救援任务，救护人员可能出现严重注意力不集中、失去思维判断的自主性、健忘、效能降低，理解困难等，甚至产生错觉和幻觉等认知功能障碍。

2. 情绪、情感方面

因直升机救护任务转换快，工作危险性大，不确定因素多，易使救护人员产生烦躁、易怒、恐慌、缺乏安全感等负性情绪。面对积极救治却无任何效果的救援失败事件，会使其出现内疚、自责、郁闷、否定、无助等情绪障碍。这些负性情绪如得不到及时地调整和宣泄，导致人格发生改变，严重损害身心健康。

3. 生理、行为方面

在救护过程中，随着救援时间的延长，救护人员不仅会出现过度沉默、逃避现实、社交退缩、丧失兴趣、饮食习惯改变、持续性警觉、强迫行为及操作技能下降，还可能出现胃肠不适、头痛、失眠、肌紧张等一系列的生理、行为方面的异常。

（五）家属或陪护人员的心理应激表现

（1）创伤反应和人际冲突方面。表现为与他人交流不畅，情感迟钝且缺乏自制力，易愤怒，缺乏耐心，与他人关系紧张等。

（2）失去对公平、善恶的信念。因心力交瘁和筋疲力尽而生气，特别是对周围的人、政府官员、媒体等感到愤怒。

（3）在生理上也会引发一系列问题。例如，头痛、失眠、做噩梦、注意力不集中、决策困难、肠胃不适等。

四、航空医学救援中的心理干预

（一）快速而准确地评估患者心理状态

（1）观察法。通过观察患者神志、表情、病情、精神状态、躯体动作等，以及对患者进行必要的检查，如呼吸频率及深浅、脉搏等。

（2）询问法。通过询问患者或其家属，了解患者既往是否有恐高症、幽闭恐惧等心理障碍，了解患者是否存在对疾病的紧张感、恐惧感或者灰心绝望感等。

（3）心理调查法。使用心理量表快速简单地评估患者的心理状态，如华西心情指数量表（HEI）等。

（二）稳定患者情绪

我们可以根据情况，向患者介绍我们的医院、救援队伍、直升机，以及机长等。通过鼓励患者，帮助他们增强信心，吃上一颗"定心丸"。我们可以这样说："你看，我们这么远来到这里，就是为了救你的，既然我们已经来了，你的生命就有了保障，现在你很安全。""我们将用直升机将你运送到广西最好的医院，所以你放心。""我们飞机的航行时间大约需要 30 min。在这期间，我们会一直守护你的。"

（三）常用的干预技术

由于直升机救援接触患者时间短，往往需要争分夺秒，因此不可能有太多时间进行系统的心理咨询。所以，应简短而快速地建立良好的关系，理解、支持、安慰、鼓励及放松等心理技术就显得尤其重要。常用的干预技术有如下几点。

1. 沟通和建立良好关系的技术

建立和保持良好的沟通和信任，有利于患者恢复自信，减轻无助感，保持心理的稳定。快速介绍自己及救护小组，帮助患者获得信心，建立对救护小组的信任。在刚刚接触患者时，耐心地去倾听和体验患者内心的痛苦，以及了解患者紧张、担心、害怕等情绪，设身处地地体验患者的情感和思维，感受对方的体验和经历，更好地理解问题的实质，同时把自己的共情传达给对方，以影响对方并取得反馈。

2. 支持技术

支持技术可以包括两个方面，一方面要尽可能和尽快地治疗患者的疾病，缓解患者的躯体痛苦。另一方面要给予患者精神支持。我们在这里主要讨论精神支持。支持技术的应用旨在尽可能地解决当前危机，使患者情绪得以稳定，可以应用暗示、保证、疏泄等方法，如遇到不配合的患者，必要时可以使用镇静药物。有关指导、解释、说服等过程应集中在减轻患者的恐惧、害怕、烦躁、不安、悲观、绝望和不配合上。

3. 放松技术

我们可以将放松技术的指导语录制成 MP3，戴上耳机，让患者在直升机上听，既可以使患者放松，又可以减轻噪声给患者带来的不适，还可以分散患者的注意力，避免噪声和颠簸带给患者紧张和害怕的情绪。

（1）教会患者做深而慢的呼吸（引导患者舒缓地呼吸，先慢吸后慢呼，中间稍有停顿，完成一次呼吸大概是 10 s）。可以这样说："请你跟着我做深慢的呼吸，吸气……呼气……"

（2）全身肌肉松弛指导。伴随着轻音乐，耳机里传来温柔的指导语："我觉得很宁静，我觉得很放松，我的注意力已经集中了；我的双脚、脚踝觉得沉重和放松；我的膝盖和臀部觉得沉重和放松；我的腹部、腰部觉得沉重和放松；我的背部、胸部觉得沉重和放松；我的双手、双臂、双肩觉得沉重和放松；我的脖子觉得沉重和放松；我的下巴觉得沉重和放松；我的眼皮觉得沉重和放松；我的面部觉得沉重和放松；我的脖子、下巴、眼皮、面部都觉得放松了，整个头部都沉重和放松了。"

（四）注意事项

（1）航空救援心理干预不同于平常的心理干预技术，着重简短、平和、快速。

（2）不要深挖患者曾经受到的心灵创伤，不要臆断患者的经历或者遭遇。

（3）尽量使用患者能听得懂的语言与其交流，而不要用枯燥乏味的医学术语。

（4）心理干预者自己必须有过硬的心理素质，能给予患者足够的信心。

（5）进行心理援助时，救援者的神情与话语应该是关切的，可以看着患者的眼睛，同时握住患者的手或者轻抚其肩膀。

五、航空转运和灾难救援的心理干预举例

（一）案例一

一位高龄初产妇，首发阵痛已 10 余小时，因胎位不正，导致难产，可能危及产妇及胎儿生命。因病情紧急需立即送往省级医院，转移方式为航空救援直升机，预计航程时间为 40 min。

医护人员迅速随直升机飞往目的地。产妇一见到医生，便紧紧抓住医护人员的手臂，并大叫："救救我，救救我的宝宝！"

初见产妇的情况为表情惊恐、忧虑、惴惴不安，由于过度紧张、害怕，出现心动过速、呼吸急促、浑身冒汗、手脚冰凉等症状。

医护人员检查产妇后，握住产妇的手，轻抚她的肩膀，表情坚定，信心百倍地给产妇打气："你看，我们这么远来到这里，就是为了救你和宝宝的，现在你们很安全。我们将用直升机将你和宝宝运送到广西最好的医院，所以你放心。我们的飞机航行时间大约 40 min。"

临上飞机时，产妇又出现了恐惧，害怕在高空中出事。救护人员立即给予心理安慰和鼓励："我们的飞行员是优秀的飞行员，他有非常丰富的直升机飞行经验，请你放心，我们会保证你的安全的。"

随着飞机起飞，机上的噪声及飞机的颠簸使产妇再一次紧张，并大叫起来，医护人员立即给予解释和安慰："乘坐直升机噪声比较大，如果你感觉难以承受，我们可以给你戴上耳机。另外，直升机在上升途中和遇到不稳定气流时，会出现颠簸，这是正常的现象，请你放心！"

接着，救护人员给产妇戴上耳机，并播放了一段心理放松的指导语。

产妇听着放松的轻音乐，跟随着指导语进行了放松训练，时间在不知不觉中流逝，直升机很快便到达了医院。产妇被迅速且顺利地送进了手术室。

（二）案例二

2018 年夏天的某个上午，航空救援中心接到求助，在桂黔交界的高速公路上发生了一起恶性交通事故，需要紧急救援。救援中心立即出动。

医护人员赶到事故地点后了解到，小轿车 4 名乘客当场死亡，只有女司机一人重伤，乘客与司机是一家人，分别为司机的丈夫、儿子和父母亲。他们一家从广西自驾前往贵州旅游，行至广西与贵州的交界处时被后面的大货车追尾后掉头撞上隔离带，车上 4 名乘客当场死亡，司机双腿受压重伤，救出后需立即送往医院急救。直升机到达现场后，伤者极度不配合，甚至有了轻生的想法。

针对这名伤者，我们实施了航空救援心理干预。

首先，我们通过观察，发现伤者神志清楚，呈急性失血面容，病情严重，伤处已进行简单包扎固定。其表情漠然，但不停地悲伤落泪，对医生的询问很少回答，不配合检查，因此无法了解其过去病史，亦无法进行心理测验和调查。

伤者虽然不说话，但她意识清楚，能听懂别人说话。于是，我们轻轻地拉着伤者的手，用温柔的语言在她身边说着。"遭遇这事，我知道你很伤心。如果换作我也和你一样。""但是，你看，你的家人正在天上看着你呢，他们希望你能好好地活着，他们还等着你为他们办理后事，希望你尽快恢复健康。"之后，伤者突然号啕大哭起来。急救人员轻轻地抱着伤者，任其哭了一会，伤者渐渐平静下来，然后急救人员说："我们准备将你送上直升机，送你去医院，好吗？"这时，伤者未作声，于是我们将其转送到直升机上。

接着，我们向她介绍我们的医院、救援队伍、直升机，以及机长。"我们将用直升机将你送到广西最好的医院，到了医院，你将得到最好的救治和照顾，所以请你放心。""我们飞机航行的时间大约要 30 min。在这期间，我们会一直守护你的。"伤者仍然不说话，但看神态较之前平静了许多。

"现在，我知道你满脑子都是一些灰暗的想法，这使你很痛苦。但是我希望你还能做点什么。下面，我用耳机给你听一段录音，你什么也不要想，只要按照录音里说的做就好了。""如果听录音的过程中有什么不舒服的，请你告诉我。"

接下来我们给伤者戴上耳机，耳机里播放的是一段录制好的伴有轻音乐的录音。

"下面，请你以舒服的姿势躺好，请根据你自己的喜好，可以闭上眼睛，也可以把注视点固定在某一点上。"

"想象你正坐在潺潺流水的小溪边，水面上漂浮着片片落叶。请尽情发挥你的想象，这是你的想象"。（暂停 10 s）

"现在，在接下来的几分钟里，拿出你大脑里蹦出的每个想法，把它们放在树叶上，让它们随着树叶漂动。无论这些想法是积极的还是消极的，愉悦的还是痛苦的，都放上去，让它们随着溪水漂走。"（暂停 10 s）

"如果你的想法停止出现，那么请注视流水。你的想法迟早会再次出现。"（暂停 20 s）

"让流水以它自己的速度流动，不要试图加快它，也不要试图将树叶冲走，你要允许它们以自己的节奏来来去去。"（暂停 20 s）

"如果你的头脑说'这太蠢了'或'我做不到'，将这些想法放在树叶上。"（暂停 20 s）

"如果树叶被挡住，就让它在那里徘徊，不要强迫它漂走。"（暂停 20 s）

"如果有不舒服的感觉出现，如悲伤或痛苦，承认它就好。你可以对自己说，'这里有一种悲伤的感觉'或者'这里有一种痛苦的感觉'，然后把它们放到树叶上，让它们随之流动。"

"你的想法会不时地勾住你，你就会不再处于练习的状态。这是很正常也很自然的事情，它会反复发生。一旦你注意到这一点，请温柔地承认它，然后我们再重新开始练习就好了。"

播放录音的过程中，我们一直轻轻地握着伤者的手，观察她的各种指标，直到将伤者送到医院。

当然，这次的航空急救心理干预，对于该伤者来说，仅仅是万里长征的第一步。伤者遭遇到如此严重的心理创伤，接下来还需要系统的心理咨询，才能帮助其走出困境。

六、直升机救护人员的心理培训

航空医学救援队员需要在危急情况下开展专业性很强的救援工作，特殊的工作性质和环境要求队员具备灵活的适应能力，能快速调整状态，适应环境。此外，还需具备如下能力：较高的情绪稳定性，能有效控制情绪，遇事冷静；反应敏捷，判断迅速，有较好的逻辑思维能力；良好的合作能力，善于与他人相处；预测能力和计划能力；正确自我评价等心理素质。在选拔队员时可以通过基本能力认知检测、综合素质测评、专家面试等方法进行筛选。尽管如此，还应该在队员中开展日常心理训练，以维持积极的心理品质，矫正不良的心理状态，主要包括以下4个方面。

1. 心理健康教育

平时注意运用积极心理学理论对救援人员进行心理健康教育，培养救援人员乐观、坚韧、勇敢等心理品质；组织救援队伍开展拓展训练，增强团队沟通能力、合作能力和凝聚力。

2. 心理弹性训练

重视模拟演练，体验危急实战场景，逐渐减轻紧张、恐慌情绪，增强心理调控能力，培养救援人员临危不惧且沉着应变的心理适应能力。

3. 适度宣泄

挑选心理素质好并善于做心理辅导工作的队员担任救援队伍的心理辅导人员。在救援任务结束后，心理辅导人员应积极给予参与救援的队员必要的心理疏导和安慰，鼓励队员通过合理途径表达压抑的情绪，减少心理负荷，必要时进行心理危机干预，消除不良情绪，恢复心理健康，防止"灾后综合征"的出现。

4. 建立有效的社会支持系统

良好的社会支持系统在心理健康的维持和心理创伤的恢复中起到重要作用。一个完备的社会支持系统包括亲人、朋友、同学、同事、邻里，以及合作伙伴、各种社会服务机构等。平时注意维护人际关系，在遭遇心理危机时懂得求助，在他人需要帮助时也应力所能及地伸出援手。

第十一章 直升机救护的相关问题

我国民用直升机救护服务方兴未艾，有巨大发展前景，但整体尚处于早期发展阶段，市场准入、发展模式、技术标准、工作流程、专业人才培养等方面均有待规范，这不仅对直升机救护质量和安全构成威胁，也不利于国内航空医学事业的健康发展。以下就直升机救护面临的医学、法学与伦理学问题，以及如何规避安全风险和持续提高直升机救护质量进行讨论。

第一节 医学、法学与伦理学问题

在直升机救护过程中，会面临医学、法学与伦理学问题，其基本要求均是保护患者和医护人员的合法权益。

一、医学、法学问题

直升机救护和地面医学转运服务的提供者在救护患者过程中涉及多方面的法律问题，只有严格依照法律、法规、制度、准则执行，并完善相关法律文书才能避免违法、违规行为，保证医患安全。

（一）知情同意授权

知情同意权是指患者对接诊医疗机构基本情况的知悉和对经治医护人员基本情况的了解，以及对自己所患疾病的诊治方案的知晓。在直升机救护中，知情同意授权文书体现为患者及其家属在接受直升机救护服务过程中有权利完全知悉医方对病情的诊断情况及结果，以及直升机转运中的风险，并可以对医方所采取的对应处置措施进行取舍。知情同意授权文书的内容包括日期和时间；签字者，若是其他人员应说明与伤（患）者的关系；即将进行的处理和可能面临的危险；可能进行的有创操作及其可能发生的并发症，特别是由此可能带来的解剖和功能上的后果等。

当家属不在场无法行告知义务时，应尽快建立相关的法律规定和授权机制，如可由机上医疗组长报告救护中心的管理部门，由他们代为行使决定权。当有威胁生命的紧急情况存在时，不管是否获得同意，应该对伤（患）者采取适当的稳定治疗措施。

在知情权涉及伤（患）者的隐私权时，只有承担医疗护理的医护人员才有权利查看和处理，并了解和讨论有关伤病情及治疗方案。

（二）医疗文书

中华医院管理学会急救中心（站）管理分会颁布的《院前急救病历书写规范》（试行），可为直升机救护工作提供参考。

院前急救病历书写内容及要求：一般项目（患者姓名、性别、年龄、民族、国籍、职业、单位、住址、联系电话、药物过敏史）、病情记录（主诉、现病史、既往史、主要阳性体征、必要的阴性体征、初步印象）、辅助检查、救治记录（时间、生命体征、病情的变化、救治措施）、出诊结果及转归（现场救治、接收医院、转院、拒绝治疗、生命体征和神志变化），完成病历的时间和出诊医护人员的签字。患者交接情况可作为附页。

（三）物证保存

物证是重要的法律依据。在现场急救和直升机救护中，要注意保存相关物证，重要物证包括以下2个方面。

（1）衣服。衣服是重要的物证，应保留，有弹孔的衣服尤其不应该被毁掉。为伤（患）者脱换衣服时，应加以注意。

（2）子弹。子弹的侧壁含有枪的"指纹"，应避免损伤，可使用套有橡皮套的器械取出，标记其头端和底侧，并有明确记录。

（四）诊疗规范

各医疗机构制定的急救工作诊疗指南是所有从事医疗急救工作的医护人员必须遵守的行为规则。各种症状和疾病的判断及处置均要严格遵循急诊工作诊疗指南进行，以便在现场急救或直升机转运伤（患）者的过程中，对伤（患）者的治疗有章可循。这不仅使伤（患）者在经过现场急救、直升机转运，最后到各个科室的系统治疗过程中能享受到标准化的、连续的治疗，还可以为医师的医疗行为提供法律保障。

二、医学伦理学问题

直升机救护工作中，情况复杂，意外较多，确诊困难。同时，直升机救援所要求的客观条件使施救行为的抉择非常困难，往往一种行为只符合部分道德原则而又违背其他道德原则，如保护生命和减轻痛苦的冲突，有限医疗资源与批量伤员救治的矛盾，血源与药物的分配问题等，均需加以认真研究。

临床伦理学原则包括以下几点。

（1）及时原则。争取在"黄金时间"内进行确定性手术治疗，是对严重创伤者救治的基本原则。对于所有急诊伤（患）者，在诊疗过程中应有严格的时间控制。

（2）挽救生命第一原则。急诊抢救工作中，应遵循"救死扶伤，防病治病"的原则，在面临选择"收益最大，伤害最小的诊疗"方案难题时，首先是挽救生命，其次是保全肢体、脏器和功能，最后是避免各种并发症的出现、减轻痛苦、降低治疗费用等。

（3）努力提高救治水平原则。尽力降低死亡率和伤残率。

（4）自主原则。包括尊重伤（患）者的自主选择权力，尊重伤（患）者及其家属的决定权，诊疗计划要得到伤（患）者及其家属的签署同意等；伤（患）者享有了解权、被告知权、选择权、拒绝权和同意权等。

（5）有利原则。创伤救治中，应遵循伤者得益大于经济利益的原则，除伤者及家属外，还应对伤害发生负有责任的肇事方或责任方（治疗费用的承担者）保持沟通，本着有利原则，恰当处理两者矛盾。

（6）尊重生命尊严原则。给予危重患者临终关怀是尊重生命尊严的重要体现，坚持以人为本，坚持生命质量论与价值论相统一。

（7）伤（患）者分拣原则。应对突发性公共事件的策略是最好的医疗资源用于最多的伤（患）者，平时的应对策略是将最好的医疗资源用于最严重的伤（患）者，轻中度伤（患）者要等待处理。群体伤亡情况下，旨在利用有限的医疗资源为患者提供最大利益。制订各临床学科广为认可的临床标准化规范作为航空医学转运机构提供伤（患）者分拣方案的示范。

（8）转运人员和飞机面临的风险原则。其中涉及行善和不伤害原则，需要权衡伤（患）者的危重情况和医疗干预需求，以及飞机和转运人员的安全性诉求。

（9）选择转运目的地原则。基于行善和公正性伦理学原则做出的决定，需要同时权衡时间与接收医疗机构的能力，关注患者的医疗需求，而非仅考虑经济方面的因素。

（10）直升机救援转运管理原则。如何在保持医疗任务圆满完成的同时偿付项目的经济义务，保持患者需求、救援服务机构和转运人员，以及项目经济义务的平衡性。

（11）研究原则。主要研究难以获得知情同意方面的问题，可通过开展社区教育和评估研究试验的相关风险和获益达到避免纠纷的目的。

总之，直升机救护的伦理学问题几乎存在于直升机转运过程和项目管理的每个环节。相关伦理学问题的开放性探讨应动员各方参加，确保所制订的解决方案具有较强的实用性，并得到广泛的接受。针对现实情况制订的解决方案应以直升机救护转运项目的政策和规程为准绳，确保直升机救护任务的顺利实施。

第二节　风险与安全防范

一、主要风险分析

（一）飞行方面

根据美国国家运输安全委员会的调查研究报告显示，直升机救援事故的4项主要因素有人为失误、天气、机械故障、障碍物碰撞。研究显示，直升机救援事故有如下几个特点。

（1）夜晚发生事故的比例大。在直升机救援事故中，49%发生在夜间飞行。

（2）现场反应。现场反应任务占年度飞行任务的34%，而现场反应事故在直升机转运事故中占43%。

（3）患者转运任务发生事故的比例大。有研究表明，39%的事故发生在接患者的途中，22%的事故发生在患者乘机时，14%的事故发生在转运患者后的返程途中，25%的事故发生在其他任务中。

（4）飞行阶段易发生事故。研究显示，直升机飞行期间发生的事故最多（占28%）。起飞和降落时发生的事故量紧随其后，占20%～28%。飞机攀升和盘旋时发生的事故量不到10%。

（5）人为因素造成事故。在所有直升机救援事故中，94%存在人为因素，包括飞行员、机械师、地面人员等操作失误或调度不当造成的事故。

（6）天气因素造成事故。恶劣的天气是直升机医疗救护的主要危害因素之一。

（7）其他造成事故的原因。目前，在直升机救援中出现的令人不安的趋势，即行业竞争激烈导致人们更重视转运量而非飞行安全。在忽视极端天气条件的情况下，飞行员可能对接受和完成该飞行任务倍感压力（该压力来自自我施加或外部施加）。在飞行员培训中，通常也缺乏对天气条件和仪表飞行程序的解释说明。急救医疗服务的规定和项目实践往往发生冲突，飞行员可能迫于压力而做出让步，结果加大了受伤和死亡的风险。

（二）医疗方面

患者安全可认为是在直升机救援中没有错误发生。据估计，通过对直升机救援事故报告的分析，直升机救援出错的概率为1/50，错误报告机制的缺位导致人们对转运医疗中的错误频率缺乏认知。目前，对于直升机救援转运系统错误的真实发生率的统计数据不足，需要在未来加强这方面的工作。

二、防范措施

1. 飞行风险的控制

（1）风险隔离。例如，选择独立的直升机起降场。

（2）风险转移。例如，明确保险范围和直升机救援按时计费的规定。

（3）风险规避。通过制订策略来避免与特定任务或活动相关的风险。

（4）风险预防。通过综合培训，严格执行急救及转运程序。

（5）安全规范。例如，佩戴头盔、穿着飞行服、使用个人救生背包等。

2. 医疗风险的防范

（1）安全、及时和高质量的急救服务是直升机救援的重要组成部分。

（2）必须获得充足的资金和资源，以支持直升机转运系统的运行。充足的人员配置、信息系统的整合，以及完善的转运流程可降低医疗风险。

（3）对转运过程中的各个方面进行评估是提高救治安全工作必不可少的环节。

（4）紧急医疗服务机构和直升机救援服务提供商应该使用有关患者安全转运的统一词汇。

（5）完善报告医疗错误的系统，并能提供提高患者护理质量的解决方案。

（6）与私人和公众机构合作，从而加强患者救治的安全工作，这对于提高直升机救援的质量是极为关键的。

（7）对直升机救援中的错误进行分析，发展自发错误报告系统，建立有效反馈机制。

（8）参加直升机救援的医护人员应进行有关患者救治安全和减少医疗错误的培训。

（9）全面评估患者病情，告知患者及其家属转运中的各种潜在风险，完善直升机救援相关的法律及医疗文书。

第三节　质量持续改进

安全、质量、效率是任何行业健康发展的基石，航空医学救援行业也不例外。国内各航空医疗救援基地普遍受到病例不足、人员技术标准不统一、缺乏行业规范等困扰，尚处于积极探索和经验积累阶段。编者根据实践经验，认为至少可以通过以下几个方面提升直升机救护质量。

（1）以患者为中心。确保患者及其家属的合理需求得到满足，努力提供高质量和最先进的急救医疗与护理服务。

（2）以人为本。确保急救医护人员、患者和其他辅助人员在安全环境中开展医疗护理和工作。

（3）持续学习。提倡持续学习，特别是学习国外先进经验，同时与具体实践相结合，确保患者取得最佳疗效。

（4）沟通。理解患者及其家属的问题和担忧，并进行明确而有效的沟通；与小组、团队或与直升机救护流程的相关机构或部门做好沟通工作，保障安全，提高效率。

（5）通过循证的方法进行深入研究，解决直升机救护过程中遇到的问题。

（6）建立一套保障安全和改进质量的制度，如案例讨论制度、不同范围的沟通制度、国内外交流制度等。

（7）制订一个公平、公正的报告问题的流程，鼓励主动报告错误并解决问题。

（8）建立和健全直升机救护质量管理教育和培训体系，适当引入提高直升机救护质量的管理工具，如鱼骨图、品管圈等，持续改进直升机救护质量。

第十二章　救护型直升机在灾害救援中的应用

直升机在战争和灾害中的应用已有半个多世纪，我国自 2008 年以来的多次地震中积累了大量军用直升机参与伤员后送的经验，但在民用直升机服务市场，特别是救护型直升机在灾难中应用的实例还比较有限。本章就救护型直升机在灾情侦查、伤员营救、人员和物资投送、伤员批量转运等阶段的应用及演练进行初步探讨。

第一节　灾情侦查

一般来说，在灾区面积较大时，如波及县域甚至更大区域的地震或区域性洪涝灾害等，政府可以通过卫星遥感技术部门对灾情进行侦查，获得灾区的宏观资料。近年来，我国无人机技术发展迅速，军民无人机不论从航程、高度、续航时间、信息获取手段等均能为指挥部提供足够的信息。对于较小范围如仓库、码头等的事故及灾难，可以使用小型民用无人机进行侦查。

搜救型直升机，如国产直-9 救援型直升机，加装了瞭望设备、搜索雷达，具备良好的搜索能力。可以从低空对 200 km 范围或较小范围的重点区域进行搜索和观察，对早期开展灾情侦查有重要价值。

救护型直升机的主要功能是进行伤员转运，如果搭载有经验的飞行员和观察员也能执行一些简单的搜索任务，在灾害救援中有独特优势。例如，从空中勘察中低海拔山顶、森林火场、淹没区域、地震灾区、海上作业平台灾情等；在广阔区域如草原、荒漠、丘陵等搜索受困车辆或灾难现场，尤其是沿路搜索遇难车辆；在广阔水面搜索遇难船只或人员；了解城市高层特别是超高层建筑灾难和人员被困情况。

第二节　伤员营救

中大型救护直升机一般搭载有简单搜索设备、多种通信设备及脱困设备，如 AW139 型直升机配备绞车和绞车手；直-9 救援型直升机配备救生筏，具备帮助伤员脱困的能力。国内民用直升机服务实践案例较少，有待积累经验。

163

第三节　人员和物资投送

灾害可能导致水、食物、电力、交通、通信、医疗等受到不同程度的损害。救护型直升机不依赖机场，可以迅速到达灾区，投送灾情信息员、指挥员或者急需的救灾物资，如应急通信设备、水、食物等，发挥独特作用。

需要说明的是，突发性灾害发生后，灾区自然环境改变，地勤支持不足，陌生的空域、地域等，均会增加直升机人员和物资投送任务的难度和风险，更需要精心准备和精细操作。

第四节　伤员批量转运

从 2008 年汶川地震到玉树地震伤员后送，我国积累了大批（千人以上）伤员批量后送的宝贵经验。后送主力是简单改装的民用客机，如波音 737 和空客 320 等，直升机基本由军用直升机执行，主要用于受灾群众和轻伤群众脱困。

随着民用救护型直升机的迅速增多，未来灾害救援中救护型直升机将扮演主要角色。

一、单机往返

在伤员分拣中心与后方医院开辟低空通道，多次执行转运任务。提高转运效率的关键是保障航空用油的便利；做好机组轮班计划；合理分拣伤员，重伤者优先；返航时可以携带应急物资或搭乘人员。

二、空中和地面协同

空中和地面协同是指做好直升机起降场与伤员分拣中心的接驳工作。如某些条件下，不宜在灾害现场建立起降场时，可以在当地医疗机构建立伤员分拣中心以便二次后送，有利于达到"最紧急的医疗资源分配给最需要的伤员"的目标。

三、多机协同

如果有 2 架及以上直升机参与伤员后送，要做好运输安排和共享飞行经验。

四、"蛙跳"后送

"蛙跳"后送概念来源于美国军队，是指战地伤员经短途后送后接受紧急治疗，再送达后方医院。如山村或近海平台批量伤员，可以经由直升机送达较近或交通便利的医院进行紧急救治，随后由救护车、铁路、民航等运送到后方医院。

第五节　直升机航空医学救援预案与演练

一、编制航空医疗救援预案

尽管目前民用救护型直升机的数量还比较少，但随着行业发展，未来一定能够在灾害救援中发挥重要作用，以下就编制预案的几点原则介绍如下。

1. 科学设定航空医疗救援的参与度

我国幅员辽阔，不同地区面临的灾害风险有巨大差异，加上社会经济发展水平不平衡，在卫生应急综合能力、航空医学救援能力等方面也存在很大差异。因此，在设定灾害分级响应措施时，应综合考虑民航客机、高铁、公路、水运等多种救援资源，做到军民结合，合理设定航空医疗救援的参与度。

2. 制订航空救援分级动员方案

目前，我国虽未系统装备大型医疗救护飞机，但军用运输机和直升机的应用已粗具规模，民航客机可根据供需临时征用改装。按照灾害响应级别，分级制订航空救援分级动员方案，有利于发挥航空医学优势。

3. 发挥直升机医学救援优势

救护型直升机一般为通用航空公司所有，其反应快速，不受地面交通制约，可以通过市场手段调集。同时，也要认识到现阶段救护型直升机多为轻型，缺少大中机型，还容易受天气等因素制约，这些因素在编制预案时应该充分考虑。

4. 明确指挥体系，加强协作

航空医学救援涉及多系统协作，需要军民协同、信息沟通、空中和地面配合。因此明确指挥体系，同时加强后勤保障、统筹安排和各个子系统的密切协作十分必要。

5. 简化流程，高效衔接

近年来，我国出台了一系列促进通用航空产业发展的新政策，对发展航空医学救援体系发挥巨大的推动作用。但航空医学救援仅仅是卫生应急的子系统，要与卫生应急体系有效衔接，还需要在军民协同、空中和地面联运、医疗对接、后勤保障等诸多方面简化流程，提高效率。

6. 及时更新，不断改进

当前，航空医学救援发展迅速，技术和装备日新月异，应该根据国家和地区航空医学水平的发展，及时更新预案，不断提高整体医学救援能力。

二、组织直升机航空医学救援演练

演练目的是保持应对能力，基本的演练方式有以下 5 种。

（1）桌面推演。主要是检验预案、指挥与信息系统能力。

（2）飞行演练。主要是检验直升机、飞行人员，以及飞行保障系统能力。

（3）医疗演练。重点是提高伤员分拣中心和接驳环节的工作效率。

（4）技术演练。针对指挥、组织、管理、信息、飞行、保障、医疗、护理等方面的具体技术的操作训练。

（5）综合演练。发现各环节存在的问题，提升保障水平。

第十三章 直升机救援实践培训

第一节 起降点维护、登机与撤离、通信与沟通

一、教学目的

通过学习直升机起降点的维护、登机与撤离流程、通信与沟通，在实际工作中避免出现安全问题，确保直升机救援安全、高效、有序、顺利地完成。

二、教学目标

掌握航空救护工作安全问题和沟通机制。

三、教学方法

理论授课和实操演练。

四、主要教学内容

（一）起降场维护

（1）起降场的分类。直升机起降场分为永久起降场和临时起降场。

（2）掌握起降场的基本要求。起降场应设在交通方便，净空条件良好，有较明显的地标且易从空中识别的地方。起降场面积要求取决于飞机种类、性能，飞行速度、高度和地形条件。场地地质应当坚实，地面平整，少吹浮物。

（二）登机与撤离

1.登机与撤离的安全问题

未得到机长允许不得登机或离机；直升机螺旋桨旋转时不要接近尾翼，从安全区域进行登机和撤离；俯身前行靠近直升机以保持与直升机旋翼较远的距离；手持物品不能高于头部；不允许穿戴易飘动的服装和携带易松散的物品。

2.登机与撤离流程

（1）去程登机。机长示意可登机后，医护人员携带物品从机头方向右侧的安全区域接近直升机，从右侧舱门登机。正确打开舱门进入机舱，正确摆放物品并固定在位，

系好安全带及佩戴防噪耳机，正确关闭机舱门并再次确认舱门关闭，报告机长已做好起飞准备。

（2）去程离机。机长通知可离机后，解开安全带和防噪耳机，准备必要的医疗物资，打开右侧舱门，携带物资从安全区域离开直升机。

（3）返程登机。机长示意可登机后，护送患者的人员可从直升机左侧的安全区域接近直升机左侧舱门，1名医护人员绕过机头从右侧舱门登机，协助机下医护人员借助担架让患者登机，使患者从足部方向开始进入机舱，调整好担架位置后妥善固定担架和患者，帮助患者佩戴防噪耳机。机上医护人员妥善固定医疗设备和其他物品，机下医护人员关闭左侧舱门，绕过机头从右侧舱门登机并关闭右侧舱门。医护人员系好安全带，佩戴防噪耳机。再次评估患者状况，确认自身及患者安全，确认舱门关闭，通知机长已做好起飞准备。

（4）返程离机。机长通知可离机后，解开安全带和防噪耳机，从机上拆卸需随患者下机的物品并妥善摆放，1名医护人员打开右侧舱门下机，绕过机头到达直升机左侧打开左侧舱门，机上医护人员解开患者的安全带。机下医护人员组织地面医疗小组4～6人从安全区域接近直升机，在左侧舱门使患者从头部方向搬离机舱，机上医护人员密切观察患者状态，确认管路固定在位及无其他安全问题。机下医护人员与地面医疗小组护送患者至接收医疗机构。机上医护人员整理机上物品完毕后下机并关闭舱门。

（三）通信与沟通

1. 通用航空公司与航空医学救援基地沟通机制

通用航空公司接受救援任务后将任务信息发送给航空医学救援基地的医疗负责人，医疗负责人分析救援信息后，向该公司反馈救援意见、建议和需要补充的医疗信息。

2. 航空医学救援基地内部沟通机制

航空医学救援基地的医疗负责人通知值班医疗小组，共同制订救援方案，做好救援前的医学准备和个人准备。

3. 病情沟通机制

医疗小组联系患者及其家属或主管医生了解患者目前病情，指导患者自救。根据需要请患者主管医生补充所需医学资料并做好转运前准备，如心理支持、抗眩晕、预备直升机转运过程中需持续使用药品等。

4. 医患沟通机制

执行任务前向患者及其家属说明直升机转运风险并签署同意书。转运意识清醒的患者前，与患者沟通说明直升机转运的特殊问题，如噪声、可能出现晕动症等，取得患者理解和配合，设定好机上沟通方式。执行院前急救任务时，需与患者保持联系，反复确认患者病情和位置，指导患者开展自救。

5. 空中和地面沟通机制

空中和地面沟通包括机组与飞行基地沟通、机组与地面管制部门沟通、机组与航空管制部门沟通、医疗小组与航空医学救援基地沟通、医疗小组与医疗机构沟通、医疗小组与患者沟通。

6. 医疗小组内部沟通机制

直升机医学救援时间紧，任务重，流程复杂，医疗小组需明确各自职责，互相配合。救援现场环境复杂、干扰因素多、噪声大，医疗小组需提前设定沟通方式，如特定手势、书面交流、网络交流等。

7. 飞行小组与医疗小组沟通

飞行小组与医疗小组沟通的内容包括预定起飞时间、登机或离机许可、任务完成进度、救援现场滞留时间、飞机续航能力等。

五、教学质量评估

所有学员需通过理论与实操演练考核，考核等级分为合格与不合格。

第二节 直升机医疗物资管理与维护

一、教学目的

掌握机载医疗设备的维护与管理，保障航空医疗安全。

二、教学目标

掌握各类设备、医疗器械的维护重点和药品管理。

三、教学方法

理论授课和实操演练。

四、主要教学内容

（一）医疗物资维护条件

（1）设备应室内保存于干燥通风处，避免与腐蚀剂接触。

（2）电器设备要定期通电运转，保证性能良好。

（3）金属手术器械应定期擦拭消毒，防止锈蚀。

（二）检查内容

备勤护士需每日清点医疗物资，每周全面检查一次，尤其在梅雨季节要特别注意，保证仪器处于完好备用状态，检查内容包括以下几项。

（1）装备、医疗器械是否整齐、配套。

（2）药品有无过期、沉淀、变色、变形、标签模糊，防止药品积压或放置不当，及时处理并做好记录。

（3）医疗器械有无锈蚀，医疗设备有无损坏。

（三）管理制度

（1）安排专人管理医疗物资。

（2）每日清点。由当日备勤护士负责，根据救援物资和设备质控清单及救援物品核查表做好查对工作，并做好交接班，做到账目相符，保证物资用品和设备完好。

（3）直升机物品、药品只能按医嘱给患者使用，未经批准不能私自使用或外借。需要动用时，必须及时补齐。

（4）负责人每周对医疗物资检查 1 次，做好记录。

（5）保管人员工作调动时，需严格做好交接手续，按账目逐一交接。

（四）机上装备和物资的使用及管理记录单

广西壮族自治区航空医学救援队、广西医科大学第二附属医院国家（海上）紧急医学救援分队内科包物资检查单见表 13-1。广西壮族自治区航空医学救援队、广西医科大学第二附属医院国家（海上）紧急医学救援分队外科包物资检查单见表 13-2。广西医科大学第二附属医院直升机医疗设备、耗材及质量控制清单见表 13-3。

表13-1　广西壮族自治区航空医学救援队、广西医科大学第二附属医院国家（海上）紧急

医学救援分队内科包物资检查单

时间：　　年　　月　　日　　　　　核对者（医生：　　　　　护士：　　　　）

项目	所需药品或物品	核对	项目	所需药品或物品	核对
注射药品	盐酸肾上腺素注射液（10支）		机上设备	脊柱板（1套）	
	重酒石酸去甲肾上腺素注射液（6支）			ZOLL X Series 除颤仪（1台）	
	盐酸多巴胺注射液（10支）			医用供氧器（2瓶）	
	硫酸阿托品注射液（10支）			注射泵（2台）	
	盐酸利多卡因注射液（2支）			多功能呼吸机（1台）	
	盐酸胺碘酮注射液（2支）			吸引器（1台）	
	盐酸普罗帕酮注射液（2支）		医疗物品	听诊器（1个）	
	去乙酰毛花苷注射液（1支）			腕式电子血压计（1个）	
	注射用硝普钠（1支）			血糖仪（1套）	
	硝酸甘油注射液（3支）			照明手电（1个）	
	氯化钾注射液（2支）			体温针（1根）	
	硫酸镁注射液（1支）			砂轮（1个）	
	呋塞米注射液（2支）			安全型静脉留置针（3枚）	
	氨茶碱注射液（2支）			输液敷贴（3张）	
	地塞米松注射液（2支）			止血带（2根）	
	注射用甲泼尼龙琥珀酸钠（1支）			棉签（2包）	
	酚磺乙胺注射液（3支）			胶布（1卷）	
	氨甲苯酸注射液（3支）			茂康复合碘皮肤消毒液65 mL（1瓶）	
	葡萄糖酸钙注射液（1支）			75%乙醇消毒液50 mL（1瓶）	
	盐酸消旋山莨菪碱注射液（2支）			1 mL 注射器（2支）	
	盐酸曲马多注射液（2支）			2 mL 注射器（2支）	
	甲氧氯普胺注射液（2支）			5 mL 注射器（2支）	
	盐酸异丙嗪注射液（2支）			10 mL 注射器（2支）	
	复方氨林巴比妥注射液（2支）			50 mL 注射器（2支）	
	地西泮注射液（2支）			避光注射器（1支）	
口服药	阿司匹林100 mg（1盒）			避光延长管（1根）	
	替格瑞洛90 mg（1盒）			微量泵延长管（1根）	
	瑞舒伐他丁10 mg（1盒）			输液器（2袋）	
	硝苯地平缓释片Ⅱ（3片）				

续表

项目	所需药品或物品	核对	项目	所需药品或物品	核对
气道物品	吸痰管（5根）		传染病防护装备（选装）	5%葡萄注射液 250 mL（1瓶）	
	氯化钠注射液 500 mL（1瓶）			甘露醇注射液（1瓶）	
	5.0#、5.5#、6.0#、6.5#、7.0#、7.5#、8.0# 气管导管（各1条）			复方氯化钠注射液（2瓶）	
	气管导管导丝（1根）			碳酸氢钠注射液（1瓶）	
	中、大号咽喉镜（各1个）			N95 口罩（5个）	
	咽喉镜手柄（1个）			防护服（4套）	
	石蜡油棉球（1包）			橡胶手套（1盒）	
	简易呼吸器（1套）			护目镜（2个）	
	吸氧管（1根）			一次性面屏（2个）	
	吸氧面罩（1个）			鞋套（2双）	
	口咽通气管（1个）			靴套（2双）	
	一次性气管插管固定器（1个）		其他	医疗垃圾袋（2个）	
	丝绸胶带（1卷）			生活垃圾袋（2个）	
药品溶媒	氯化钠注射液 10 mL（2支）			小利器盒（1个）	
	50%葡萄糖注射液 20 mL（2支）			被子（1床）	
	氯化钠注射液 100 mL（1瓶）			消毒湿巾（1包）	
	氯化钠注射液 250 mL（1瓶）			纸巾（1包）	
	氯化钠注射液 500 mL（1瓶）				

表 13-2　广西壮族自治区航空医学救援队、广西医科大学第二附属医院国家（海上）紧急
医学救援分队外科包物资检查单

时间：　　年　　月　　日　　　　核对者（医生：　　　　　护士：　　　　　）

项目	所需药品或物品	核对	项目	所需药品或物品	核对
医疗物品	方纱（10块）			夹板（3套）	
	棉垫（10块）			三角巾（2条）	
	绷带（3卷）			气压止血带（1个）	
	弹力网帽（3个）			听诊器（1个）	
	胶布（2卷）			照明手电（1个）	
	高分子支具（1个）			砂轮（1个）	
	颈托（1个）			安全型静脉留置针（3枚）	

续表

项目	所需药品或物品	核对	项目	所需药品或物品	核对
	输液敷贴（3张）			地塞米松注射液（2支）	
	止血带（2根）			复方氨林巴比妥注射液（2支）	
	烧伤敷料（5包）			呋塞米注射液（2支）	
	棉签（2包）			酚磺乙胺注射液（3支）	
	侧孔针头（5枚）			氨甲苯酸注射液（3支）	
	茂康复合碘皮肤消毒液65 mL（1瓶）			氯化钠注射液10 mL（2支）	
	75%乙醇消毒液50 mL（1瓶）			50%葡萄糖20 mL（2支）	
	1 mL注射器（2支）			氯化钠注射液100 mL（1瓶）	
	2 mL注射器（2支）			氯化钠注射液250 mL（1瓶）	
	5 mL注射器（2支）			氯化钠注射液500 mL（1瓶）	
	10 mL注射器（2支）			5%葡萄注射液250 mL（1瓶）	
	50 mL注射器（2支）			甘露醇注射液（1瓶）	
	避光注射器（1支）			复方氯化钠注射液（2瓶）	
	避光延长管（1根）			碳酸氢钠注射液（1瓶）	
	微量泵延长管（1根）			吸痰管（5根）	
	输液器（2袋）			氯化钠注射液500 mL（1瓶）	
机上设备	脊柱板（1套）			5.0#、5.5#、6.0#、6.5#、7.0#、7.5#、8.0#气管导管（各1条）	
	ZOLL X Series除颤仪（1台）			气管导管导丝（1根）	
	医用供氧器（2瓶）		气道物品	中、大号咽喉镜（各1个）	
	注射泵（2台）			咽喉镜手柄（1个）	
	多功能呼吸机（1台）			石蜡油棉球（1包）	
	吸引器（1台）			简易呼吸器（1套）	
注射液药品及药品溶媒	盐酸肾上腺素注射液（10支）			吸氧管（1根）	
	重酒石酸去甲肾上腺素注射液（6支）			吸氧面罩（1个）	
	盐酸多巴胺注射液（10支）			口咽通气管（1个）	
	硫酸阿托品注射液（10支）			一次性气管插管固定器（1个）	
	盐酸利多卡因注射液（2支）			丝绸胶带（1卷）	
	盐酸曲马多注射液（2支）			医疗垃圾袋（2个）	
	地西泮注射液（2支）			生活垃圾袋（2个）	
	注射用硝普钠（1支）		其他	小利器盒（1个）	
	硝酸甘油注射液（3支）			被子（1床）	
	甲氧氯普胺注射液（2支）			消毒湿巾（1包）	
	盐酸消旋山莨菪碱注射液（2支）			纸巾（1包）	

表 13-3　广西医科大学第二附属医院直升机医疗设备、耗材及质量控制清单

年　　月　　日　　检查人：

序号	设备名称	数量	数量齐全	清洁	氧气压力	设备时间准确	开机检查正常	供电电池	报警设置	功能检查	周查
1	除颤心电监护仪	1台									
2	微量泵	1个									
3	呼吸机	1台									
4	氧气瓶	4瓶									
5	脊柱板	1套									
6	吸引器	1个									

出诊包				
序号	耗材名称	封存时间	封条完好情况	备注
1	内科出诊包			
2	外科出诊包			
3	气管插管包			

设备故障维修记录				
日期	存在故障	维修内容	报修人	负责人

第三节　机上装备操作培训

一、教学目的

能熟练掌握机上装备的使用，顺利完成航空医学救援工作，保证医护人员自身及患者的安全。

二、教学目标

能熟练使用机上安全装备、通信设备、医疗设备及器械。

三、教学方法

机上装备理论和实操培训。

四、主要教学内容

（1）掌握机上安全装备（安全带、担架、脊柱板）的使用方法。

（2）掌握机上通信设备（耳机等）的使用方法。

（3）掌握医疗设备（除颤监护仪、呼吸机、注射泵等）的使用方法。

（4）掌握医疗器械（内科包、外科包、产科包等）的使用方法。

五、教学质量评估

广西医科大学第二附属医院航空医学救援培训基地机上装备操作培训考核表见表13-4。

表13-4　广西医科大学第二附属医院航空医学救援培训基地机上装备操作培训考核表

学员姓名		考核情况		考官签字		考核日期	
装备名称		考核内容					
机舱门	开关机舱门			—			
安全带	医护座位安全带使用			—			
	患者担架安全带使用			—			
耳机、麦克风	佩戴耳机			—			
	麦克风通话			—			
脊柱板	安全带使用正确			使用后用物处理方法			
	脊柱板进出机舱			使用后用物处理方法			
担架	担架进出机舱			使用后用物处理方法			
	抬高床头			使用后用物处理方法			
	系上安全带			使用后用物处理方法			
呼吸机	连接呼吸管路			使用后用物处理方法			
	管路自检			使用后用物处理方法			
	调节参数			使用后用物处理方法			
	报警处理			使用后用物处理方法			
除颤心电监护仪	开机			使用后用物处理方法			
	电极片粘贴位置			使用后用物处理方法			
	各按键功能			使用后用物处理方法			
	除颤仪使用			使用后用物处理方法			

续表

学员姓名		考核情况		考官签字		考核日期	
注射泵	开机装注射器			使用后用物处理方法			
	调节使用方式			使用后用物处理方法			
	调节走速			使用后用物处理方法			
负压吸引器	装集痰袋、连接管			使用后用物处理方法			
	调节负压			使用后用物处理方法			
	试吸			使用后用物处理方法			
内科包	内科包用物（基本抢救物品）			使用后用物处理方法			
	药品快速取出（不超 10 s）			使用后用物处理方法			
	物品快速取出（不超 10 s）			使用后用物处理方法			
外科包	外科包用物（基本抢救物品）			使用后用物处理方法			
	物品快速取出（不超 10 s）			使用后用物处理方法			
气管插管包	插管包用物			使用后用物处理方法			
学员存在问题							
学员需改进方面							

考核说明：考核项目后打"√"或"×"，所有项目通过才能评定合格。如本次考核不合格，请考官填写存在问题及改进方面，再次培训后考核。

第四节　单个急危重症患者直升机医学救援（院前）转运流程

一、教学目的

掌握单个急危重症患者直升机医学救援（院前）转运流程。

二、教学目标

掌握单个急危重症患者直升机医学救援（院前）转运流程和急救要点。

三、教学方法

桌面推演和实操演练。

四、主要教学内容

（一）申请、评估、受理与响应

1. 申请

患者及其家属拨打航空医学救援呼叫中心专线电话，提出航空医学救援（院前）转运申请。

2. 评估

航空医学救援呼叫中心收集和分析患者基本伤（病）情，评估患者伤（病）情是否适合实施航空医学救援；评估事故地点的地理环境、天气、航空管制情况、起降条件、直升机继航能力等。

3. 受理

航空医学救援呼叫中心评估患者情况后，符合实施航空医学救援条件的，受理患者救援申请，并将任务下达至航空医学救援基地。

4. 响应

航空医学救援基地接到任务指令，派遣备勤医疗小组进行救援准备。具体程序如下：

（1）医疗小组与飞行小组联系，确认起飞时间。

（2）联系患者及其家属，进一步了解患者伤（病）情及相关病史，指导患者及其家属进行自救。了解患者救治需求，说明航空医学救援的风险和救援流程，取得患者及其家属理解和配合，并叮嘱其保持联系，不得擅自改变所处地点。

（3）与拟接收医疗机构联系，提前做好接治准备。

（4）准备航空医学救援（院前）转运急救出诊记录单、航空医学转运同意书、授权同意书、病危通知单、各种特殊治疗同意书、药品和设备核查单。

（5）根据药品和设备核查单清点药品和器械的品种、数量，检查消毒物品是否在有效期内、医疗设备性能是否良好等，并根据患者的具体伤（病）情对可能需要的特殊药品、器械和设备做出相应调整。

（6）医疗小组成员视个人情况做好个人准备，如抗晕机、饮食准备等。

（7）医疗小组登机，与飞行小组沟通及确认救援地点、预计到达时间、地面接驳方式和确认接收医疗机构。

（二）现场救治

1. 现场环境评估

评估直升机起降场条件，选择合理安全的登机和离机路线；请求地面人员协助和维护起降点的安全；评估事故现场安全，安全隐患排除后再进行现场救援。

2. 伤（病）情初次评估

评估患者生命体征和伤（病）情，把握航空转运的适应证和禁忌证。估计现场滞留时间，与飞行小组沟通返回时间。

3. 初步救治

如患者生命体征不稳定，存在危及生命的伤（病）情和不适合航空转运的情况，需现场立即对患者进行及时有效的处置。如建立静脉通路、建立高级气道、严重外伤初级救治、气胸处理、急性心肌梗死抗凝治疗等。

4. 再次评估病情

经过初步现场救治，再次评估患者病情，内容包括监测患者的生命体征，评估潜在风险是否降低或已排除，是否符合航空转运禁忌的要求等。

5. 转运前沟通

与患者及其家属说明患者的伤（病）情和风险，如果患者不适合航空转运，提出救援备选方案供患者及其家属参考。患者情况适合航空转运的，与患者及其家属说明航空转运的特殊问题和风险，签署相关医疗文书。与飞行小组沟通预计到达起降点的时间。

6. 患者飞行注意事项指导

与患者说明航空转运的特殊问题和解决方案，如噪声、晕机、沟通障碍、飞行安全等，取得患者理解和配合。

7. 组织登机

医疗小组与飞行小组联系，得到机长允许后组织患者沿正确路线安全登机。

（三）空中转运阶段

（1）妥善安置患者和医疗设备、物资，评估患者生命体征，确认完成飞行前的各项安全准备后通知飞行小组可以起飞。确认到达接收医疗机构的时间和起降点。

（2）飞行途中持续观察患者的伤（病）情并监测生命体征，对一般伤（病）情变化做出必要的处置，如出现重大变化，涉及患者安全和飞行安全的，应立即通知机长，得到机长允许后采取必要的救治措施，必要时飞行小组更改飞行计划。

（3）与接收医疗机构沟通患者伤（病）情，提出地面接驳条件和医疗准备建议。

（4）直升机降落前 10 min 再次评估患者的伤（病）情和生命体征，确认患者和医疗设备、管道等固定良好。直升机停稳并得到机长同意后，组织患者沿安全路线离机。

（5）地面接驳和患者交接

离机后将患者接驳至救护车或病房，与接管医护人员做好患者基本信息、病情、救治过程、个人物品等交接工作，双方医护人员在交接单上签字。

（四）任务总结

医疗小组返回航空医学救援基地，并对机舱进行彻底的清扫、整理和消毒。对药品、消耗性物品、器械等进行补充和更新，维护保养设备，经 2 人核对后封存。整理救援任务资料，对任务执行情况进行反馈和总结，资料归档封存。

五、教学质量评估与总结

（1）通过参与单个急危重症患者直升机医学救援（院前）转运流程的桌面推演和实操演练，掌握直升机医学救援（院前）流程及工作重点，提高医护人员对航空医学救援安全的认识。

（2）加强医护人员与各单位、部门的沟通协作能力，提高协同救治能力。

第五节　单个急危重症患者直升机医学救援（院间）转运流程

一、教学目的

掌握单个急危重症患者直升机医学救援（院间）转运流程。

二、教学目标

掌握单个急危重症患者直升机医学救援（院间）转运流程和救护要点。

三、教学方法

桌面推演和实操演练。

四、主要教学内容

（一）申请、评估、受理与响应

1. 申请

患者及其家属拨打航空医学救援呼叫中心专线电话，提出航空医学救援（院间）转运申请。

2. 评估

航空医学救援呼叫中心收集和分析患者基本伤（病）情，评估患者伤（病）情是否适合实施航空转运和转运时机；评估相关空域的环境、天气、航空管制情况、起降条件、直升机继航能力等。

3. 受理

由航空医学救援呼叫中心评估航空转运可行性后，受理此次航空转运任务，并将任务下达至航空医学救援基地。

4. 响应

航空医学救援基地接到任务指令，派遣备勤医疗小组，制订转运方案，进行医疗急救物品和飞行准备。具体流程如下：

（1）医疗小组与飞行小组联系，确认起飞时间。

（2）联系患者主管医生，详细了解患者伤（病）情及治疗过程，并查看医学检查报告。重点了解患者意识、体位、血流动力学、呼吸功能、药物使用等情况，针对患者目前不适合航空转运的病情提出治疗方案和调整建议，请求对方协助提供患者转运过程中需持续使用的特殊药品。与患者主管医生沟通预计到达的时间和患者交接地点（病房或起降点）、接驳方式（救护车、转运床、担架），确保交接过程顺利。

（3）与拟接收医疗机构联系，确认接收患者意愿、交接地点、接驳方式和特殊准备事项。

（4）与患者家属联系，沟通和说明患者伤（病）情实施航空转运的风险、特殊问题和航空转运方案，取得患者家属的理解和同意。

（5）准备航空医学救援（院间）转运出诊记录单、航空医学转运同意书、授权同意书、病危通知书、各种特殊治疗同意书、药品和设备核查单。

（6）根据药品和设备核查单清点药品和器械的品种、数量，检查消毒物品是否在有效期内、医疗设备性能是否良好等，并根据患者的具体伤（病）情对可能需要的特殊药品、器械和设备做出相应调整。

（7）医疗小组成员视个人情况做好个人准备，如抗晕机、饮食准备等。

（8）医疗小组登机，与飞行小组沟通及确认预计到达时间、起降地点、地面接驳方式和现场滞留时间。

（二）现场救治

1. 起降点现场评估

评估直升机起降点的条件，设定安全合理的登机和离机路线；预计起降点与患者交接点的距离及所需时间。

2. 伤（病）情评估

评估患者伤（病）情，重点了解患者的生命体征、意识、体位、血流动力学、呼吸功能、药物使用等情况，检查所有管路的连接情况，把握航空转运的适应证和禁忌证。

3. 转运前的救治调整

对不适合航空转运的患者的治疗措施进行相应调整，如对呼吸功能不全的患者建立高级气道，部分危重症患者进行镇静、镇痛治疗，抗晕机治疗等。对需要使用呼吸机、注射泵等医疗设备的患者，更换机上相应医疗设备。调整救治方案后，需进行有效观察。

4. 转运前评估

调整患者救治方案后，需再次对患者病情进行评估，内容包括监测患者的生命体征是否平稳，潜在风险是否降低或已排除，患者是否适合进行航空转运等。

5. 转运前沟通

与患者及其家属说明患者的伤（病）情和风险，如果患者不适合航空转运，建议终止航空转运并给予相应的医学建议。患者情况适合航空转运的，与患者及其家属说明航空转运的特殊问题和风险，签署相关医疗文书。如果患者意识清醒，需与患者说明航空转运的特殊问题和飞行安全事项，给予患者心理安慰，取得患者的理解和配合。与飞行小组沟通预计到达起降点的时间。

6. 组织登机

医疗小组与飞行小组联系，得到机长允许后组织患者沿正确路线安全登机。

（三）转运中的监测和处置

患者登上直升机后，如出现伤（病）情突然变化，应立即组织抢救和处置。空中监测和处置的主要内容如下：

（1）要防止窒息、持续抽搐、休克等危及生命的情况发生。

（2）严控气道管理，防止呕吐物或分泌物阻塞气道，必要时辅助排痰或吸痰。

（3）严密观察患者生命体征的变化。

（4）患者的固定装置应固定良好，防止夹板和颈托滑脱。

（5）进行安慰和心理干预治疗，使患者情绪稳定，必要时给予镇静处理。

（6）如实填写医疗护理文书。记录生命体征、心电图、尿量、输液量、用药，以及伤（病）情变化等，形成空中救护记录。

（四）患者信息传递

将患者伤（病）情、救治经过、转运过程的伤（病）情变化和处理措施反馈至地面调度人员，以便提前做好地面接机准备，同时接收医疗机构应做好相应的救治准备。

（五）直升机降落与患者离机

机长提前通知降落时间，医疗小组再次评估患者的伤（病）情和生命体征，报告飞行小组可以进行降落准备，飞行小组通知地面做好接机准备。直升机停稳并得到机长同意后，组织患者沿安全路线离机。

（六）交接

组织患者离机后，机上医疗小组与接收医疗机构的医护人员进行交接工作。交接内容如下：

（1）患者基本信息，如患者姓名、年龄，家属姓名和联系方式等。

（2）患者的基本病情、治疗经过、转运过程中的伤（病）情变化和处理措施、患者目前病情、生命体征、药物使用情况等。

（3）医疗文书，双方医护人员在交接记录单上签字，一式两份，分别保管。

（4）患者随身物品。

（七）返航、总结

（1）返航。完成转运任务后救援人员随直升机返回驻地。

（2）清洁、消毒。转运任务结束后，应对机舱进行彻底的清扫和整理，必要时对直升机进行消毒。消毒的重点是担架、被服等。

（3）物资补充和设备保养。根据药品及设备核查单清点和补充药品、器械、物品等，保养和维护设备。

（4）工作总结。转运任务完成后，必须对执行任务的情况进行反馈和总结，并整理任务资料，封存归档。

五、教学质量评估与总结

（1）通过参与单个急危重症患者直升机医学救援（院间）转运流程的桌面推演和实操演练，提高医护人员对航空医学救援安全的认识，使医护人员深刻地意识到救援演练的重要性和直升机救援的优势。

（2）检验各职能部门之间的协调合作能力。通过救援申请、病例汇报、救援受理、方案制订、指挥调度、医护协作、信息沟通、后勤保障等各项工作的配合，提高各职能部门之间的协同救治能力。

（3）通过直升机医学救援（院间）转运流程的桌面推演和实操演练，积累经验并分析问题，进行持续整改。将积累的经验和教训转化为理论，形成一套符合国情的直升机救援模式和人才培养体系，打造一批具备专业救援知识、强健体魄和良好纪律性的直升机应急救援人才队伍。